美陆军卫勤保障丛书

总主编　郑　然　张　伟

美陆军
医疗后勤概论

主　编　邹　渝　郑　然

编　者　刘　娟　罗建华　张永东

杨雨怡　侯　杰　王莘文

西北大学出版社

·西安·

图书在版编目(CIP)数据

美陆军医疗后勤概论/邹渝,郑然主编. — 西安:西北大学出版社,2022.12

(美陆军卫勤保障丛书 / 郑然,张伟总主编)

ISBN 978-7-5604-5092-6

Ⅰ. ①美… Ⅱ. ①邹… ②郑… Ⅲ. ①陆军－医疗保障－研究－美国 ②陆军-后勤保障-研究-美国 Ⅳ. ①R821.7 ②E712.51

中国版本图书馆 CIP 数据核字(2022)第 257236 号

美陆军医疗后勤概论

MEI LUJUN YILIAO HOUQIN GAILUN

总 主 编	郑 然 张 伟
主 编	邹 渝 郑然
出版发行	西北大学出版社
地 址	西安市太白北路 229 号
邮 编	710069
电 话	029－88302590
网 址	http://nwupress.nwu.edu.cn
电子邮箱	xdpress@nwu.edu.cn
经 销	全国新华书店
印 装	重庆长虹印务有限公司
开 本	720mm×1020mm 1/16
印 张	7.5
字 数	128 千字
版 次	2022 年 12 月第 1 版 2022 年 12 月第 1 次印刷
书 号	ISBN 978-7-5604-5092-6
定 价	77.00 元

本版图书如有印装质量问题,请拨打电话 029－88302966 予以调换。

美陆军卫勤保障丛书
编撰委员会

顾　问

郭继坤

主任委员

郑　然　张　伟

副主任委员

邹　渝　曹　琦

委　员

（按姓氏笔画排序）

马　炬　王卫国　左燕京　刘　娟　李丽娟

杨　帆　邱海燕　余　漩　张　伟　张永东

张志钢　罗建华　周泽云　赵　航　曾兴善

推荐序

　　战争形态的演变，必将带来制胜机制的变化。卫勤保障是部队保持高昂士气、克敌制胜的关键。由于多种原因，世界各国对卫勤保障的理解略有差异，这种差异外化表现为保障体制、机制、模式和方法等多个方面的不同。陆军卫勤保障，以陆地战场为主要环境，以进攻、防御和维持稳定行动卫勤保障为基本样式。由于环境的复杂性、任务的多样性和威胁的对抗性，陆军卫勤保障可以说是军种卫勤保障中难度最大、要求最高、最具挑战性的任务。美国陆军卫勤保障自其建军之初，便受到高度的重视，并得到长足的发展。特别是二战以来，在兵力开发、力量布局、资源分配等方面美国陆军卫勤保障进行了不断的创新。在有效支撑军事行动任务，积累实战经验的同时，美国陆军卫勤保障也对世界各国卫勤建设产生了深远影响。

　　"美陆军卫勤保障丛书"从指挥控制、力量体系、医疗救治、伤员后送、医疗后勤等方面勾画出美国陆军卫勤保障体系轮廓，既是卫勤保障领域的新成果，也是对外军研究方面的新突破。该丛书主题突出，内容丰富，层次分明，深入浅出地阐述了美国陆军卫勤保障的基本理论及方法；通过详细的梳理，克服术语理解等方面的困难，全景式地呈现了美国陆军卫勤保障体系概况。期望该丛书的出版，对深化外军卫勤保障研究、创新新时代卫勤理论体系提供有益借鉴，从而推动实战化卫勤体系建设，助力卫勤教育、训练水平的提高。

2022 年 8 月

自　序

卫勤保障，即"health service support"。在美国陆军卫勤保障中，由陆军卫生系统承担相应任务，具体有指挥控制、医疗救治、住院治疗、医疗后送、医疗后勤、牙科勤务、公共卫生行动、战斗应激控制、兽医勤务和医学检验勤务十项主要内容。美国陆军卫勤保障包含卫生勤务支援和部队健康防护两个方面。"美陆军卫勤保障丛书"旨在详细介绍美国陆军卫勤保障体系，为卫勤保障的建设、教育、训练提供参考。该丛书由具有坚实理论基础和丰富实践经验的专家与核心技术人员集智攻关而成，是对美国陆军卫勤保障的再发现、再创造和再升华。该丛书包括体系概述、保障职能、部队卫勤保障三个部分。

第一部分为美国陆军卫勤保障体系概述。《美陆军卫勤保障概论》在概述美国陆军卫勤保障基础上，对十项美国陆军卫勤保障内容进行了较为详细的梳理，按保障链路对任务进行论述，结合任务对保障机构、人员和装备等情况进行了系统介绍；在此基础上，重点对进攻、防御和维持稳定行动中的卫勤保障进行了分析。《美陆军卫勤力量体系》从卫勤保障指挥控制机构、建制卫勤保障力量、区域卫勤保障力量、专业职能卫勤保障力量四个方面对卫勤保障力量体系进行介绍，较为系统地梳理了美国陆军卫勤力量体系情况。《美陆军卫生装备手册》从卫生装备概况、使命任务和作战技术性能等方面对美国陆军在役卫生装备进行了详细梳理。

第二部分为美国陆军卫勤保障职能。在全面介绍美国陆军卫勤体系基础上，对十项职能任务中的指挥控制、医疗后送、伤员后送和医疗后勤进行了较为详细的论述。《美陆军卫勤指挥控制》首先介绍了指挥控制环境、关系和人员，然后从使命任务、主要能力和组织机构三个方面，对医疗司令部（部署支援）、医疗旅（支援）和医疗营（多功能）三类指挥机构进行了详细解析，最后阐述了战时卫勤保障行动。《美陆军医疗后送》首先在介绍医疗后送基础上，论述了医疗后送与伤员后送的异同；按照医疗后送链路，对医疗后送力量体系进行了详细介绍；进一步介绍了战区医疗后送策略及其影响因素，以及后送策略调整对卫勤保障的影响。《美陆军伤员后送》在介绍伤员后送的基础上，对徒手后送、担架后送、伤员后送平台、大规模伤亡下的伤员后送、特殊环境下的伤员后送进行了描述，并对担架后送训练进行了详细介绍。《美陆军医疗后勤概论》首先对医疗后勤进行了概述，然后对各级医疗救治机构相应的医疗后勤保障力量进行了论述；进一步对部队投送、支援和再部署中的医疗后勤保障进行研究，特别是各级医疗救治机构中的第Ⅷ类物资保障进行了探讨；最后介绍了医疗后勤保障行动中的信息系统、医疗装备维护与保养、战区验光配镜、血液保障和医疗设施管理。

第三部分为美国陆军部队卫勤保障。《美陆军机动作战部队卫勤保障》从陆军部队角度出发，在概述美国陆军卫勤保障基础上，对美国陆军卫勤保障作战环境、作战职能、保障原则和救治阶梯等情况进行了系统介绍；在此基础上，重点对机动作战部队卫勤保障力量进行了分析，并对战斗航空旅、机动增强旅、火力旅、战场监视旅和后勤保障旅卫勤保障力量进行了介绍；着眼于机动作战部队卫勤保障的组织实施，介绍了卫勤保障方案与计划拟制；最后，对医疗连（区域保障）和战时卫勤保障行动进行了论述。《美陆军战区住院治疗》《美陆军卫生连手册》《美陆军卫生排手册》分别对野战医疗、合成旅卫生连、合成旅合成营卫生排的使命任务、人员编制、装备编配、主要工作、战时行动等方面进行了较为详细的论述。《美陆军卫勤保障计算》首先从美国陆军作战角度，介绍了卫勤保障基本情况，概略介绍了陆军卫勤保障十项基本职能和卫勤保障态势分析，并较为详细地梳理了影响保障计算的态势要素；其次，详细介绍了伤病员率计算方法，包括住院率、病死率、发病率、患病率和致死率等重要指标的计算，进一步介绍了病床需求计算和伤病员后送计算方法；最后，从结果应用的角度，介绍了卫勤保障方案与计划的拟定。

"美陆军卫勤保障丛书"是编委会成员在对美国陆军和卫勤保障近十年研究成果的基础上，对美国陆军卫勤保障力量的梳理、归纳和总结。美国陆军卫勤保障随着美国陆军战略的调整而变迁，特别是近年来战略重心向大规模作战领域的倾斜。希望本丛书能起到抛砖引玉的作用，引起更多专家学者对美国陆军卫勤保障的关注、探讨和争鸣。本丛书在撰写过程中，得到了军事科学院、国防大学许多专家的大力支持和鼓励，得到了许多同人的指导和帮助，编撰时也参考了许多学者的图书和论文等成果，在此表示诚挚的感谢！

"美陆军卫勤保障丛书"编撰委员会

2022 年 8 月

前　言

战争,离不开物质基础的支撑。就作战而言,武器装备是最直接的物质基础。就卫勤保障而言,美军认为陆军卫勤保障任务的顺利遂行,必须以高效的医疗后勤为依托。美陆军医疗后勤力量是卫勤保障力量的重要组成部分,为整个卫勤体系的运转提供支撑。在具体卫勤保障任务中,医疗后勤具有多种职能,主要包括医疗物资的获取与配送(采购、接收、运输、存储、库存记录/财产清查)、医疗装备维护和修理、光学配镜和修理、伤病员转运器材管理、医用气体生产、血液储存和配送、医疗有害废弃物管理、医疗设施和基础设施的管理、医疗合同保障、医疗物资与设备资产全寿命周期管理。

全书分为陆军医疗后勤概述、医疗后勤保障力量、医疗后勤计划、医疗装备维修、验光配镜、血液保障、医疗设施规划与管理、医疗后勤保障行动、医疗后勤信息系统等九章内容,同时还对第Ⅷ类物资的消耗计算进行了详细论述。

需要特别关注的是,美军在医疗后勤标准方面,与北大西洋公约组织、日本、新加坡、澳大利亚相关标准具有相当程度的通用性,这为战时医疗后勤体系的融合奠定了基础。由于编者水平有限,资料收集还有一定局限性,如有不当之处,诚恳希望读者能予以批评指正,以促进内容的不断丰富和完善。

编者

2022 年 3 月

目　录

第一章　陆军医疗后勤概述 ……………………………………………………………………… （1）

　第一节　医疗后勤职能定位 ………………………………………………………………… （1）

　　一、作战职能 ……………………………………………………………………………… （1）

　　二、后勤保障 ……………………………………………………………………………… （2）

　　三、职责分工 ……………………………………………………………………………… （2）

　第二节　医疗后勤支撑兵力生成 ………………………………………………………… （4）

　　一、陆军兵力生成 ………………………………………………………………………… （4）

　　二、医疗装备重置计划 …………………………………………………………………… （4）

　　三、医疗装备遗留计划 …………………………………………………………………… （5）

　第三节　战场医疗后勤保障 ……………………………………………………………… （6）

　　一、医疗后勤行动范围 …………………………………………………………………… （6）

　　二、兵力投送医疗后勤 …………………………………………………………………… （7）

　　三、作战行动医疗后勤 …………………………………………………………………… （8）

　第四节　医疗后勤建设转型发展 ………………………………………………………… （9）

　　一、医疗后勤标准化信息系统 …………………………………………………………… （9）

　　二、医疗物资主责单位 …………………………………………………………………… （10）

　　三、赋能陆军卫勤体系 …………………………………………………………………… （11）

　　四、医疗救治机构持续保障 ……………………………………………………………… （11）

　　五、医疗后勤管理中心 …………………………………………………………………… （12）

第二章　医疗后勤保障力量 …………………………………………………………………… （14）

　第一节　医疗后勤连 ……………………………………………………………………… （15）

　　一、使命任务 ……………………………………………………………………………… （15）

　　二、机构人员 ……………………………………………………………………………… （15）

　第二节　血液保障队 ……………………………………………………………………… （17）

　　一、使命任务 ……………………………………………………………………………… （17）

　　二、主要能力 ……………………………………………………………………………… （17）

　　三、机构人员 ……………………………………………………………………………… （18）

　第三节　医疗后勤管理中心 ……………………………………………………………… （18）

　　一、使命任务 ……………………………………………………………………………… （18）

　　二、主要能力 ………………………………………………（19）

　　三、机构人员 ………………………………………………（19）

第四节　医疗后勤保障队 ………………………………………（21）

　　一、使命任务 ………………………………………………（21）

　　二、主要能力 ………………………………………………（22）

　　三、运行机制 ………………………………………………（22）

第三章　医疗后勤计划 …………………………………………（23）

第一节　总体计划 ………………………………………………（23）

第二节　计划拟制 ………………………………………………（24）

　　一、计划制订 ………………………………………………（24）

　　二、计划制订注意事项 ……………………………………（25）

　　三、医疗装备维修注意事项 ………………………………（26）

　　四、医疗设施规划、设计和管理注意事项 ………………（26）

第三节　第Ⅷ类物资消耗计算 …………………………………（28）

　　一、医疗后勤保障和运输需求 ……………………………（28）

　　二、医疗成套设备 …………………………………………（29）

　　三、小型医疗组合 …………………………………………（29）

　　四、大型医疗组合 …………………………………………（30）

　　五、医疗再补给成套设备 …………………………………（30）

　　六、前送包 …………………………………………………（30）

　　七、特种成套设备 …………………………………………（31）

　　八、转为册列物资请领 ……………………………………（31）

第四章　医疗装备维修 …………………………………………（32）

第一节　医疗装备维修概述 ……………………………………（33）

　　一、医疗装备维修体系 ……………………………………（33）

　　二、医疗装备维修能力 ……………………………………（33）

　　三、医疗装备维修要素 ……………………………………（34）

第二节　医疗装备维修层级与职责 ……………………………（35）

　　一、野战维修 ………………………………………………（36）

　　二、持续维修保障 …………………………………………（37）

第三节　各级医疗救治机构医疗装备维修 ……………………（38）

　　一、一级、二级医疗救治机构医疗装备维修 ……………（38）

　　二、三级医疗救治机构医疗装备维修 ……………………（41）

　　三、美国本土医疗装备维修 ………………………………（43）

第五章　验光配镜 ………………………………………………………（44）

　第一节　战区验光配镜 …………………………………………………（44）

　　一、验光分队 ……………………………………………………………（45）

　　二、医疗后勤连验光配镜科 ……………………………………………（45）

　第二节　光学成套设备 …………………………………………………（46）

第六章　血液保障 ………………………………………………………（47）

　第一节　战区血液保障 …………………………………………………（47）

　　一、联合血液计划办公室 ………………………………………………（48）

　　二、血液保障队 …………………………………………………………（49）

　　三、二级医疗救治机构血液保障 ………………………………………（50）

　　四、三级医疗救治机构血液保障 ………………………………………（51）

　第二节　血液存储和运输 ………………………………………………（51）

　　一、血液制品存储 ………………………………………………………（51）

　　二、血液制品运输 ………………………………………………………（52）

　　三、血液报告系统 ………………………………………………………（53）

第七章　医疗设施规划与管理 …………………………………………（54）

　第一节　医疗设施管理 …………………………………………………（54）

　第二节　各级作用与职责 ………………………………………………（55）

　　一、旅保障营医疗连 ……………………………………………………（56）

　　二、医疗连（区域保障） ………………………………………………（56）

　　三、战斗支援医院 ………………………………………………………（56）

　　四、医疗旅（支援） ……………………………………………………（57）

　　五、医疗司令部（部署支援） …………………………………………（57）

　　六、非医疗设施工程保障 ………………………………………………（57）

　第三节　战时医疗设施规划 ……………………………………………（58）

　　一、设计考虑事项 ………………………………………………………（59）

　　二、医学考虑事项 ………………………………………………………（60）

　　三、初始或远征设施解决方案 …………………………………………（61）

　　四、临时设施 ……………………………………………………………（62）

　　五、半永久性设施和永久性设施 ………………………………………（63）

　　六、医疗设施规划 ………………………………………………………（65）

　　七、任务需求和设施同步的注意事项 …………………………………（66）

第八章　医疗后勤保障行动 ……………………………………………（68）

　第一节　医疗后勤保障层级 ……………………………………………（68）

　　一、战略医疗后勤 ………………………………………………………（68）

二、战役医疗后勤 ……………………………………（70）

三、战术医疗后勤 ……………………………………（71）

第二节　战区医疗后勤管理 ………………………………（71）

一、医疗后勤保障队 …………………………………（71）

二、医疗司令部（部署支援）………………………（71）

三、医疗旅（支援）…………………………………（73）

四、医疗营（多功能）………………………………（74）

第三节　医疗救治机构第Ⅷ类物资保障 …………………（76）

一、部署初始阶段第Ⅷ类物资保障 ………………（76）

二、一级、二级医疗救治机构第Ⅷ类物资保障 …（77）

三、三级医疗救治机构第Ⅷ类物资保障 …………（79）

第四节　第Ⅷ类物资运输、回撤与应急 …………………（80）

一、第Ⅷ类物资运输 ………………………………（80）

二、第Ⅷ类物资回撤 ………………………………（80）

三、第Ⅷ类应急物资 ………………………………（81）

第五节　CBRN 环境下的医疗后勤 ………………………（84）

一、通用注意事项 …………………………………（84）

二、补给品和设备的防护 …………………………（85）

三、非医疗装备防护 ………………………………（85）

四、自动化信息系统 ………………………………（86）

五、药物和血液 ……………………………………（86）

六、医疗装备维修 …………………………………（87）

第九章　医疗后勤信息系统 ……………………………………（88）

第一节　专用医疗后勤信息系统 …………………………（88）

一、国防健康信息管理系统 ………………………（88）

二、战斗伤病员救治医疗通信系统 ………………（90）

三、战区陆军医疗管理信息系统 …………………（91）

四、国防医疗后勤标准化保障系统 ………………（92）

五、战区国防血液保障系统 ………………………（93）

六、联合医疗资产数据库 …………………………（93）

七、伤病员运送器具跟踪系统 ……………………（94）

八、眼镜申请传输系统 ……………………………（94）

九、战区企业范围后勤系统 ………………………（94）

第二节　通用医疗后勤信息系统 …………………………（95）

一、单一陆军后勤系统 ……………………………（95）

二、自动识别技术 ……………………………………………… （96）

三、全球运输网络 ……………………………………………… （96）

四、战斗指挥持续保障系统 …………………………………… （97）

第三节　通用作战态势图 ……………………………………… （98）

一、联合后勤通用作战态势图 ………………………………… （98）

二、医疗后勤通用作战态势图 ………………………………… （99）

第四节　医疗后勤信息系统的运用 …………………………… （99）

一、一级医疗救治机构医疗后勤信息系统运用 ……………… （100）

二、二级医疗救治机构医疗后勤信息系统运用 ……………… （100）

三、三级医疗救治机构医疗后勤信息系统运用 ……………… （100）

四、医疗后勤连 ………………………………………………… （101）

五、战斗支援医院 ……………………………………………… （101）

六、医疗后勤管理中心前沿保障队 …………………………… （101）

第一章　陆军医疗后勤概述

美陆军卫勤保障高度依赖于医疗后勤提供的物资及相关保障。医疗后勤包含第Ⅷ类物资保障的计划和实施,除此之外还有医疗物资的获取与配送(采购、接收、运输、存储、库存记录/财产清查)、医疗装备维护和修理、光学配镜和修理、伤病员转运器材管理、医用气体生产、血液储存和配送、医疗有害废弃物管理、医疗设施和基础设施管理、医疗合同保障、医疗物资与设备资产全寿命周期管理。

第一节　医疗后勤职能定位

一、作战职能

陆军作战职能包含机动、火力、防护、保障、指挥控制和情报。保障是其中重要的职能,包含后勤、人力资源和卫生勤务支援,而卫勤支援是实现保障职能的重要支撑。

美陆军卫勤保障力量负责卫生勤务支援和部队健康防护相关任务,这些任务通常贯穿部队部署前、中、后全过程。根据需要,陆军卫勤保障力量还可为联合部队、政府机构、盟军和多国部队提供保障。伤病员救治、医疗后送、医疗后勤属于保障职能领域,而部队健康防护则属于防护职能领域。虽然医疗后勤属于卫生勤务支援的一项内容,但对部队健康防护依然有支撑作用。

对于后勤而言,侧重于规划、准备、执行和评估,其主要业务包括补给、野战勤务、维修、运输和通用工程保障等。医疗后勤则有别于广义的后勤,它并不包含普通后勤中的每一项业务,而是主要针对卫勤保障开展。医疗后勤保障对象为卫勤保障力量体系。医疗后勤专注于卫勤保障的后勤业务,并且符合医疗领域相关标准规范,旨在降低部队伤亡率。而通用后勤,则侧重于为部队战斗力提供最大的支撑。

二、后勤保障

后勤保障可分为战略、战役和战术 3 个层级。后勤保障的 3 个层次与战争的 3 个层级紧密关联,依赖于实际运送和处理第Ⅷ类物资的国防部/陆军配送管理系统和平台。

战略后勤保障总统和国防部长在国家安全政策范围内确定的宏观目标的实现,涵盖陆军部下属的特殊机构和国家库存控制站点、国家维护站点以及与美国陆军物资司令部相关联的仓库、核武库、数据库和工厂。在美国本土和战区司令部层级履行战略后勤职能。

战役后勤,无论是在成熟的战区,还是在形势严峻的战区,都要保障指挥官计划的实现。战役后勤把战略后勤与战术后勤链接起来,起着桥梁作用,对战术后勤提供支援,确保战术后勤成功实施。在作战区域范围内的大规模联合作战和其他军事行动中,战役后勤保障努力在战略规划需求和战术行动需求方面达成平衡。战役后勤由旅以上梯次机构负责实施,保障旅战斗队层面的战术后勤需求。

战术后勤在战术层面保障指挥官计划的实现。战术后勤的基本职能包括补给、维修、运输、技术援助、人力资源支援、卫勤保障和战场勤务。这些职能保障官兵们履行他们的使命任务。在战术阶段,医疗后勤人员主要从事医疗物资的采购和管理,从而对官兵实施持续保障。

三、职责分工

从职责分工来看,陆军后勤副参谋长负责陆军所有后勤政策制定,指挥陆军卫生局局长办公室负责医疗后勤业务流程的制订和管理。国防后勤局是第Ⅷ类物资的执行代理,并被指定为国防部建立战略能力和体系整合的唯一节点,负责战区司令部第Ⅷ类物资补给链的高效保障。国防医疗标准化委员会与军种卫生部门合作,联合制订国防部医疗物资通用规范。美国陆军医疗司令部负责后勤的助理参谋长,主要职责是制定政策和程序,具体指导医疗物资管理工作。

陆军卫生局局长主管陆军战斗医疗物资保障,负责医疗物资与设备需求的制订,以及医疗物资采购工作和全寿命周期管理工作。战斗医疗保障的职能进一步委派给美国陆军卫生部中心和学校,而美国陆军医学研究与物资司令部作为主管医疗物资保障及其寿命周期管理的司令部,负责陆军医疗力量战场使用、投送和维修的战略规划。美国陆军医疗物资局和美国陆军医疗物资开发局,都是美国陆军医学研究与物资司令部的下属单位,负责履行该司令部承担的医疗物资保障职能。美国陆军医疗物资局履行第Ⅷ类物资的寿命周期管理职能,同时也是商业物资和未开发物资的研发机构,而美国陆军医疗物资研发局是陆军专用物资的研发机构。美国陆军医疗物资局还负责医疗物资战备计划的实施和管理,以保障整个陆军的医疗后勤工作的正常开展。

对于美陆军而言,物资的供给按种类进行划分,而医疗物资具有其特殊性,这就要求由经过专业培训的人员对它们进行管理。在二战前后的相当长一段时期,医疗物资都分布于第Ⅲ类物资和第Ⅴ类物资中,随着医疗物资种类和复杂程度的提高,在1967年7月20日,参谋长联席会议做出指示,把医疗物资从第Ⅲ类物资和第Ⅴ类物资中分离出来,将其作为一个单独的物资补给类别(第Ⅷ类)。

对于后勤而言,核心在于需求预计和保障实施。保障实施者必须充分了解被保障对象,清楚物资需求的由来和使用。医疗后勤亦是如此,不能仅依靠历史统计数据来运行,许多外部因素也对保障需求产生影响。这些因素包括指挥军医的预判、环境因素和伤病员医疗状况等。医疗后勤物资需求受多种因素影响,而物资的短缺则会导致保障行动中断。

医疗物资对于卫勤保障而言意义重大,之所以独立为一个物资门类,具有以下特点:医疗物资保质期短,容易变质;部分不耐冰冻或高温;难以冷藏或冷冻保存;部分易燃且具有腐蚀性;管控物质,包括酒精、麻醉品和贵重金属;放射性物料;需要特殊存储、装卸及包装的易碎物资;医用气体。

医疗物资的独特性,决定其在库存管理过程中也具有独特性,主要体现在以下方面:申领和实际使用第Ⅷ类物资之前,听取专业人员的意见;选择替代物资要有极其严格的专业指导,并接受技术专家的控制和监测;非标物资是后勤管理工作必不可少的重要组成部分;医疗装备维修和零部件保障,以及光学配镜和修理服务等功能是医疗物资管理的固有功能;在严格遵守《日内瓦公约》有关规定的前提下,医疗物资可与其他物资一起存储。

与其他物资相比,医疗物资管理的特殊性不在于医疗物资数量管理,而在于医疗物资的重要性和专业性,以及特殊的操作要求。医疗物资的重要性在于部分医疗物资的紧缺性。这些物资消耗完毕后,在其战区内配送优先等级降为较低级别前,其需求将呈几何级数增长。

第二节　医疗后勤支撑兵力生成

在陆军兵力生成过程中,医疗后勤保障占有重要地位。美国陆军医疗司令部保障陆军力量生成,主要通过医疗装备重置计划和医疗装备遗留计划来实现。对于陆军兵力开发中涉及的下级单位,以上两个计划具有全程有效性。随着陆军兵力生成的优化完善,医疗后勤会更加高效,以满足作战需要。

一、陆军兵力生成

陆军兵力生成与战备、训练密切相关,是一个循环迭代过程。该过程与战略规划、确定优先次序和资源使用同步,以生成适应联合任务需要的训练有素、战备能力强的模块化部队。陆军部队应该针对未来的任务,在陆军力量生成过程中,尽可能早地完成3种能力贮备(重置/训练,战备和运用能力)。每种能力都应适应未来的任务。

通过兵力生成循环,确定远征部队的任务编成、装备、人员和训练。医疗装备重置和医疗装备遗留计划就是医疗后勤领域支撑兵力生成的具体日期,在陆军兵力生成保障中得到过应用,致力于完善陆军重置和遗留医疗装备,不断推动改革创新。

二、医疗装备重置计划

医疗装备重置计划由美国陆军医学研究与物资司令部负责,具体通过美国陆军医疗物资局来实施。陆军设备重置被划分成两个主要层次或类别,即持续保障重置和野战重置。美国陆军医疗物资局对持续保障和野战医疗装备重置实施监督。持续保障的修理、更换和翻修工作是后方维修的一部分,由美国陆军医疗物资局负责。野战重置活动需要的更新工作较少,由战区医疗司令部通过其医疗补给机构实施。

美国陆军医疗物资局负责所有部队持续保障医疗物资(非消耗性设备和器材)的重置。医疗司令部/医疗补给机构负责野战医疗物资的重置工作。绝大多数野战级别医疗物资具有耐用性和不可重复使用的特点,可复用潜力低。美国陆军医疗物资局对于陆军已指定重组的可维修重要物资设备(比如说,可以维修或翻新,并嵌入列装的未来装备的物资),应该提供配置说明。这些物资,可以在重置列装期间转交给美国陆军医疗物资局医疗后勤分队,也可以由部队直接运送到美国陆军医疗司令部医疗维修基地。美国陆军医疗物资局在经费和能力许可的情况下,应该进一步扩大维修和生产能力。

对于申请重置保障的部队,关键是根据陆军重置管理工具,制订重置计划并实施。根据当前重置政策和指南,所有部队自返回之日起,最迟不超过120天,必须建立陆军重置管理工具野战级和持续保障级的计划,并在90天内付诸实施,才有资格得到野战级和持续保障级重置保障。自返回之日起90天内,执行陆军重置管理工具制订的计划,给保障机构留下足够的生产和计划时间,以便其在陆军规定的重新部署后的180天的目标期限内,对部队成功地进行重置。根据陆军部既定的时间表,自返回之日起90天内,未能生成并执行重置计划的部队,不能保证获得重置保障,无法保证完成陆军兵力生成。

三、医疗装备遗留计划

陆军持续保障司令部隶属美国陆军物资司令部,负责已部署部队遗留下的医疗装备的维护、资产统计和保管。美国陆军医疗物留资局作为第Ⅷ类物资全寿命周期管理机构,协助陆军持续保障司令部执行第Ⅷ类物资(装备)遗留计划。医疗装备遗留计划是陆军兵力生成进程的一部分,目的是确保关键装备器材在部队较长的部署期间得以维护,从而确保遗留装备能力,并建立一个满足多种物资需求的国家装备库。

医疗装备遗留计划主要关注部署中部队,这些部队通常由战区提供装备物资,所以他们在原驻地留下了大量的医疗装备和器材。美国陆军部队司令部有资格接收部署部队遗留的医疗装备,通常在部署前180天内,将有关事项提交美国陆军医疗物资局。基于设备的复杂性和部署情况,美国陆军医疗物资局设有医疗设备维修分队负责维修,来协助部队对医疗物资器材及单机设备物资进行封存和维修。此后,部队将在部署前把所有遗留设备和器材,移交给陆军持续保障司令部财产登记人员。

美国陆军医疗物资局将继续与持续保障司令部合作,并提供专业指导和技术支撑,以协助管理列入医疗装备遗留计划的医疗装备。在部队再部署时,美国陆军医疗物资局可协助完成装备重新编配部队。一般来讲,最大限度地使用建制的、基地的和当地的医疗装备维修人员，对于全力保障陆军兵力生成目标的实现具有重要意义。

第三节　战场医疗后勤保障

战场医疗后勤要求医疗后勤在战区医疗系统内，与美国陆军医疗司令部和国防部国防后勤局保持行动同步。医疗部（分）队指挥官要与持续保障部门保持联系，并且开展跨军种司令部协同，以确保医疗后勤行动的一致性和救治连续性。陆军军种组成部队司令部军医主任要确保医疗后勤完全融入联合卫生勤务支援和部队健康防护计划，并且保证在战区医疗力量储备中，包含适当的医疗后勤分队和医疗后勤保障能力。

一、医疗后勤行动范围

在大规模作战中，为旅战斗队提供保障的医疗旅（支援）早期介入模块中，编有模块化医疗后勤分队，其规模取决于保障对象的规模和构成，以及被保障对象的任务情况。在这种情况下，医疗后勤管理中心前沿保障队将与高级配送管理部门配合，协调作战区域内第Ⅷ类物资运输。早期介入行动也将由位于或接近战区卸载港的医疗后勤实施，并且受医疗司令部（部署支援）的控制。早期介入行动联合卫生勤务支援主要包括与战区医疗保障密切相关的准备任务。这些任务包括到达部队的早期医疗救治，以确保建制医疗物资在接收、集结、前运和集中阶段保持完整。早期任务还包括：医疗装备部署、统计和维护；预置医疗物资和设备的分发；特殊医疗物资管理，如医学化学国防物资和疫苗；由陆军军种组成部队司令部军医主任控制，或在陆军卫生局局长监督之下的特种医疗物资的处理。早期介入行动还包括管理和配送用于替换战区后送伤病员的伤病员转移器材。

医疗司令部（部署支援）还将建立战区级医疗后勤机构并给予技术指导，以管理、存储和配送执行联合卫生勤务支援和部队健康防护计划所需的血液和医疗物资的战区库存。这些机构通常由来自医疗后勤连、血液保障队和医疗后勤管理中心前沿保障队的模块化单元组成。战区配送行动应该在相对安全的战略卸载机场实施，机场应该位于战术飞机的航程范围之内，能确保对旅以上作战部队提供保障。因为医疗后勤保障是受医疗司令部（部署支援）控制的，所以应该利用战区配送行动中心和联合后勤保障系统的战斗伤病员救治医疗通信系统,与战区保障司令部提供的持续保障行动协调同步。

随着大规模作战行动进一步开展,进入远征作战阶段,医疗后勤分队将进行必要的扩编,以确保联合卫生勤务支援和部队健康防护中的伤病员救治延续性。医疗旅(支援)编制若干医疗后勤连,以保障其所属的医疗救治机构,并直接向旅战斗队和保障旅提供保障。医疗司令部(部署支援)负责指导战区医疗后勤保障,以及对其他军种和多国合作伙伴的保障。联合司令部军医主任应该密切关注医疗后勤情况和医疗装备的战备完好率,制定政策,确定医疗物资分配优先级,评估联合卫生勤务支援行动对医疗后勤保障的附加需求。

随着战区各级的逐渐成熟,可用的医疗后勤物资配送渠道可靠性增强,联合司令部军医主任可以进一步调整医疗后勤机构。当战区或战略层次的配送能够承受联合卫生勤务支援和部队健康防护行动的风险时,可裁减低层级医疗后勤机构,以提高保障效益。这种调整将贯穿于陆军军种组成部队司令部/旅以上梯次司令部军医主任和医疗司令部(部署支援)之间,并且是一个不间断的持续协同过程。根据变化的联合卫生勤务支援和部队健康防护的需求,战区也将进行调整,可能包括人道主义行动或重建当地医疗基础设施。因此需要根据任务改变,调整相关规定和政策,如使医疗后勤物资覆盖儿童、老年人或其他被保障人群。

医疗后勤系统必须保持灵活性,以适应计划之外的需求,以便提供高效保障。医疗后勤人员需要接收最新的健康威胁情况,收悉有关具体行动的医学情报报告。制订第Ⅷ类物资需求计划时,应充分考虑这些因素影响。

二、兵力投送医疗后勤

美陆军具有将兵力投送向世界上任何地方,快速警戒、调动、部署和作战的能力。因此,兵力投送行动中要更加强调医疗后勤分队的全程保障能力,能够高效应对兵力投送中的突发情况。兵力投送的目的要求保障指挥官只能部署保障必需的力量,保障指挥官和计划制订者必须对部队进行调整,以满足任务部队的需求。

兵力投送需要对战术指挥官的意图和威胁情况(包括健康威胁)进行早期确定性的分析,在作战过程中,战略、战役和战术各个层级的后勤保障都应进行这种分析。关键是通过分析情况预测医疗后勤需求,并根据战术指挥官的使命任务,协调医疗后勤与各项卫勤保障行动同步。医疗后勤还可利用战区内前沿后勤基地、集结基地和登陆场开展保障。医疗后勤行动应该伴随整个兵力投送全过程,特别是第Ⅷ类物资保障。此外,医疗后勤力量还应具有高度灵活性,不影响指挥官的战术行动。

三、作战行动医疗后勤

虽然军事、后勤、医疗领域持续转型发展,但是医疗后勤基本任务和保障环境却未改变,特别是进攻、防御、稳定和民事支援行动中,陆军仍然需要持续的医疗后勤保障。以往进攻和防御是大规模作战行动的主体,现在维持稳定行动或民事支援行动也上升至同样重要的地位。特别是在具体作战行动中,进攻、防御、稳定行动和民事支援行动交织,增加了医疗后勤的难度。

进攻旨在击败和摧毁敌方部队,夺取地域、资源和人口中心。进攻作战的关键,医疗后勤保障计划必须考虑到敏捷性和灵活性,能够对突破做出迅速反应,能够跟随先头部队持续提供保障。医疗后勤物资可视化对于成功完成进攻任务起着非常重要的作用。在进攻时,医疗后勤保障必须保持机动,在战术上可能的情况下,尽可能地紧跟机动部队,特别是强化第Ⅷ类物资保障。

防御旨在击败敌人的进攻,争取时间,有效地保存部队,创造有利于进攻或稳定行动的条件。防御可以创造使部队夺回主动权、实施反攻的条件,或是创造能够进行稳定行动的条件。防御对抗的是敌人的进攻,需要击败敌人的进攻,尽可能多地消灭进攻之敌。防御作战能保持对领地、资源和人口的控制,以及保持地形优势,保卫群众,保护关键能力免受敌人的进攻。防御作战还能争取时间,有效地保存部队,为实施进攻行动创造条件。防御中医疗后勤关键是科学合理配置医疗后勤资源,通常与其他保障要素一起,配置在保障地域附近。地域防御时,医疗后勤通常远离前沿,机动防御则应适度靠前,但又不能影响部队机动。

近年来,稳定行动和民事支援行动的地位进一步提高,已经演变成与进攻行动和防御行动同等重要的作战行动。民事支援行动被定义为战术级任务,类似于稳定行动,但是开展范围仅限于美国本土。通常情况下,稳定行动中,医疗后勤人员可能会在小型的、基于任务编组的部队中开展工作。此外,医疗后勤人员可能还要为缺少保障能力的民事机构提供支援。在执行激烈程度不强的任务时,应尽量使用合同商和东道国保障资源,以节约医疗保障资源用于高强度、高风险行动中。因此,指挥官应高度重视上述各类行动所需的第Ⅷ类物资保障,并确保保障行动的顺利开展。

　　除进攻、防御、稳定行动和民事行动外,非对称战争和非常规战争也是医疗后勤面临的新形势。对于陆军特种作战而言,美国特种作战司令部所属特种作战力量具有一定的医疗后勤自持能力。陆军特种作战部队使用轻型装备,只配备很少的建制保障物资,并且经常深入敌后开展行动。陆军特种作战部队的各级军医主任,负责规划、协调和同步陆军卫勤体系的保障职能和任务,包括开展必要的协调工作,以确保当需求超过部署的特种作战部队建制能力时,仍然能够获得必要的医疗后勤保障。陆军特种作战部队的军医主任,还要负责确定医疗后勤需求,监督医疗用品和设备的请领、采购、存储、维护、配送管理和存档工作。

第四节　医疗后勤建设转型发展

　　医疗后勤转型伴随着部队转型建设展开,特别是从"沙漠风暴行动""持久自由行动""伊拉克自由行动"以来,转型建设步伐进一步加大。医疗后勤转型的目的,就是提高医疗后勤供应链的效率和效益,提高备战和战时保障能力。这种理念的确立和发展,不仅在陆军卫勤保障体系内部,更在各相关职能机构和国防医疗后勤供应商之间引起了广泛共识,特别是在医疗后勤信息化方面,通过吸收地方先进经验,取得了明显进步。

一、医疗后勤标准化信息系统

　　医疗后勤标准化信息系统是联合战备监督委员会批准开发的应用程序。该系统是为了给卫勤保障力量体系提供一个联合医疗后勤系统,满足力量生成和运行的要求。该系统以网络为中心,面向各军种开发,提供医疗物资库存和设备资产情况。作战部队可以通过网页访问该程序,通信中断的时候,可以把战役层次的医疗补给链与国家层级的商业物资来源直接链接,通过商业库存和转发能力以提高保障持续性和抗毁性。

　　该系统使卫勤保障体系中的每个医疗救治机构都可以成为物资的补给分发节点或当地采购源,以支撑战役医疗后勤机构,并提供陆军医疗司令部所属单位临床和后勤专业知识和技能,以解决物资需求问题。

　　医疗后勤标准化信息系统集中处理医疗后勤方面的信息,尽量减少物资管理的层次,降低前方战役层次后勤流程的复杂性和工作量。在战区内,该系统由陆军战斗伤病员救治医疗通信系统支持,是国防健康信息管理系统的陆军组成部分。国防后勤局的保障体系将与医疗后勤标准化信息系统相互衔接,并链接其他的后勤信息系统,如单一陆军后勤信息系统和全球运输网络等。

二、医疗物资主责单位

战区医疗后勤转型依据是国防部指令,即指定国防后勤局为医疗物资主责单位。在战略层面,国防后勤局是唯一的主责单位。为了对战区司令部实施高效的第Ⅷ类物资补给,需要在这一层面进行资源整合。主责单位必须明确工作中的作用与责任,综合利用国防后勤局建立的战略采购框架,使各军种直接从工业部门获得物资保障,而不是从国家仓库系统获得物资保障,这样可以进一步提高效率。为了更好地规划医疗物资需求,主责单位应该加强同战区司令部和军种间的协作,还应该对国防后勤局和陆军医疗救治机构进行协调,以改善端到端的补给链管理,来支持卫生勤务支援和部队健康防护。

根据这项指令,陆军医疗后勤保障机构可能承担向所有军种提供保障的任务,也可能被指定为多国合作伙伴提供保障。这样的依据是医疗后勤管理机构的一体联合理念,以及战区内医疗物资一家主责的理念。战区医疗物资主责机构由作战指挥官指定,负责提供从战略层次到战术层次的医疗后勤物资供应链管理和配送。在以地面作战为主的战区中,陆军通常被指定为战区医疗物资主责单位,这也符合陆军被指定为医疗后勤主责机构的传统。在战区内,借助于模块化、可扩展的战役医疗救治机构,在医疗司令部(部署支援)管理下,通常按任务需要开展医疗后勤保障。

作为战区医疗体系的重要组成部分,医疗后勤是战役卫生机构的重点。医疗后勤保障任务由美国陆军医学研究与物资司令部的相关机构负责协调和执行,利用主责机构所确立的战略采购框架,把战役力量与国家工业部门链接起来。美国陆军医学研究与物资司令部也应与美国陆军战区医疗司令部协调同步,来提供医疗后勤保障,而美国陆军战区医疗司令部负责对美国陆军军事基地的调动和部署行动提供直接保障。

位于欧洲和韩国的医疗后勤中心,负责直接保障战区联合医疗救治机构及满足任务需求,从平时到大规模作战行动的各类作战中,作为固定的作战单位,发挥所有核心医疗后勤功能(物资、医疗装备保养和维修、光学配镜和血液储存与配送)。这可能包括对其他战区司令部内的陆军军种组成部队司令部提供保障,能够遂行医疗后勤主责机构的责任。

根据需要,医疗后勤中心可以得到战役医疗后勤部队的加强,目的是获得迅速展开和扩大能力。由国防医疗后勤标准化信息系统/战斗伤病员救治医疗通信系统构建的国防部标准化医疗信息体系结构,把医疗后勤中心链接到已部署的战役医疗救治机构和美国国家工业部门,并与战区持续保障机构相连,协调战区内运输和战略运输。美国陆军医疗司令部所属的医疗后勤中心和医疗救治机构在代管经费范围内开展工作,在不发生任何财务交易的前提下,在物资配送给客户之前,确保物资的运输。

三、赋能陆军卫勤体系

陆军卫生局局长为作战部队提供先进的医疗救治能力,以达到作战部队指挥官和大众预期的救治标准要求。国防医疗标准化委员会和军种卫生部门应该促进技术和装备的通用性。可部署的医疗救治机构设备和物资应该可以满足作战医学核心功能的需要,但是一旦超出建制医疗后勤能力,就要根据任务和需求,通过应急采购和部署技术装备予以加强。陆军军种组成部队司令部的指挥军医主任、医疗司令部(部署支援)和美国陆军医疗司令部专家开展协作,迅速评估和确认医疗物资的解决方案,以确保解决方案既符合任务要求,又能满足医疗救治机构需要。

美国陆军医疗司令部通过其所属的美国陆军医学研究与物资司令部,直接保障部队。这种直接保障是通过给部署中的医疗救治机构提供部署前装备和补给物资来实现的,以确保其抵达战区时已做好充分准备,可随时遂行医疗救治任务。

四、医疗救治机构持续保障

陆军军种组成部队司令部军医主任应该制订医疗后勤计划,以满足作战医疗任务所要求的联合卫生勤务支援、部队健康防护的需求。医疗司令部(部署支援)通过使用模块化的医疗后勤力量,开展战区第Ⅷ类物资保障。这些模块化的医疗后勤力量隶属战区,按任务要求,配属医疗司令部(部署支援)所属或陆军军种组成部队司令部配属的医疗旅(支援)。在遂行任务的整个过程中,从战区开辟到后续远征行动,要与其他联合卫生勤务支援和部队健康防护力量一起,对医疗后勤机构进行扩大或者缩小。这些医疗后勤机构至关重要,因为其与美国和多国部队的伤病员初级救治、敌军战俘和被扣押人员的救治、对外人道主义援助和救灾,以及协助改善或改造东道国的医疗救治机构等工作密切相关。

战区联合卫生勤务支援和部队健康防护任务由一个点对点的补给链来实施保障。这种保障方式实现了从国家到部队的垂直保障。保障部队的机动作战,这就要求部队需求接近可视化,并具有快速运送和维修医疗物资的能力,以确保联合卫生勤务支援和部队健康防护、伤病员救治能力的连续。同时,维持整个保障体系的稳健性和灵活性,在通信或配送渠道中断的情况下,有足够的能力继续完成任务。

使用国防医疗后勤标准化保障模块,旅战斗队通过负责保障的医疗后勤连,将具备第Ⅷ类物资的运送以及医疗装备的维护保养和修理能力。隶属旅战斗队的卫勤保障力量(医疗连、医疗排)的医疗成套设备必须能够维持旅战斗队对第Ⅷ类物资 3 天的需求。尽管如此,旅战斗队仍然高度依赖整个战区医疗后勤补给链,因为只有战区补给链才具有充分的灵活性和响应能力,能够使旅战斗队保持机动,专注于战术行动。隶属战区建制的模块化医疗后勤部队,在现有的战略和战区配送能力范围内将具有战区级存储能力,以满足联合卫生勤务支援和部队健康防护的需求。各部队在区域直达保障的范围内,也将具有医疗维护、光学配镜和血液配送能力。

战区级医疗物资管理工作由医疗后勤管理中心负责。医疗后勤管理中心为医疗司令部(部署支援)提供所有第Ⅷ类物资战区库存的可视化和基本情况,指导第Ⅷ类物资补给链和维修活动以支持联合行动。医疗司令部(部署支援)控制的战区库存,通常由代管的国防周转基金提供资金支持。根据联合卫生勤务支援和部队健康防护行动的需要,对第Ⅷ类物资进行整合,能够使医疗司令部(部署支援)在整个战区医疗系统内,达到高度协同,提高补给物资交叉利用,从而节约物资,有效应对大批量伤员的救治。

五、医疗后勤管理中心

医疗后勤管理中心是一个模块化组织机构,编制有陆军现役人员和预备役人员。该中心可拆分运行,即每个战区部署一个医疗后勤管理中心前沿保障队,而其维修基地在美国本土运行。在美国本土,医疗后勤管理中心与下列机构部署在一起:军种司令部、美国陆军医学研究与物资司令部、空军和海军的医疗后勤机构、国防医疗标准化委员会和国防部联合医疗后勤功能发展中心。

在战区,医疗司令部(部署支援)指挥官是医疗后勤管理者,而医疗后勤管理中心前沿保障队负责供应链管理,负责战区内第Ⅷ类物资政策制定并实施供应。医疗后勤管理中心给医疗司令部(部署支援)提供一种在联合卫生勤务支援和部队健康防护行动中管理和指导医疗后勤的能力。医疗后勤管理中心提供战区建制医疗后勤分队所拥有的所有第Ⅷ类物资的可视化和战区级管理,并且是战区持续保障司令部的战役环节实施者。根据需要,可以由来自其他军种的人员对医疗后勤管理中心进行加强,以推动联合卫生勤务支援和部队健康防护行动。

医疗后勤管理中心前沿保障队通常与战区持续保障司令部/远征保障司令部的配送管理中心一同配置,隶属医疗司令部(部署支援)指挥官领导。医疗后勤管理中心前沿保障队,对于保障战区作战的医疗后勤分队可开展技术指导。该前沿保障队可以直接访问医疗后勤管理中心基地,以寻求技术帮助,并通过战斗伤病员救治医疗通信系统链接到一个信息环境中,以获取战区医疗后勤需求和现有医疗资源情况。通过医疗后勤管理中心基地和战斗伤病员救治医疗通信系统,战区医疗后勤管理中心前沿保障队可以与国防工业部门无缝衔接,并可及时了解医疗后勤中心的采购并使用医疗后勤中心的库存物资。

第二章 医疗后勤保障力量

随着陆军转型建设的深入，美陆军医疗后勤力量的组织结构正在迅速发生变化，基于现代兵力结构开发理念，重塑陆军卫勤保障力量体系，推进医疗后勤保障力量向实战化方向发展。随着陆军推进常规部队和预备役部队结构重塑，模块化使得医疗后勤力量更加敏捷，更能适应复杂战场环境。当然，医疗后勤力量并非独立于陆军整体力量运行，而是其中重要的组成部分。因此，医疗后勤保障力量的变迁，一定程度上折射出整个陆军部队力量体系的优化，也反映出未来战争对医疗后勤的需求。

战区医疗后勤需要周密计划和实施，以确保对被保障对象实施持续保障。战区司令部和陆军军种组成部队司令部，负责陆军医疗后勤计划拟制与实施，而医疗后勤计划也是卫勤保障计划重要组成部分。通过信息系统，降低医疗后勤物资库存和保障层级，提高保障效益。前线作战部队的战斗伤病员救治高度依赖于快速的医疗后勤保障。以医疗后勤中第Ⅷ类物资补给为例，保障机构提供在战区内开展配送并调整生产库存。旅战斗队保障营建制卫勤保障力量，担负医疗后勤机构职能，能够把配送行动延伸到前沿医疗分队，在规定的时间内（通常为 3 天）为卫勤保障提供医疗后勤支撑。

指挥官根据各阶段作战力量和部署情况，确定被保障对象的优先级。作战力量和部署情况必须纳入详细医疗后勤计划，通过战前调整使医疗后勤力量与作战部队实现同步，以确保医疗后勤保障能够适应后续作战要求。根据保障需求，合理调配保障力量成为战时医疗后勤保障的关键，而模块化医疗后勤力量为实现这一目标提供了基础。模块化医疗后勤力量主要包括医疗后勤连、血液保障队、医疗后勤管理中心、陆军医疗物资局医疗后勤保障队和验光分队（见后续章节详细论述）。

第一节　医疗后勤连

医疗后勤连是遂行医疗后勤保障任务的主体力量,直接为各级医疗救治机构提供各类医疗物资,在卫勤保障力量体系中具有重要地位。

一、使命任务

医疗后勤连的使命任务是提供直接保障,保障的内容包括医疗物资、医疗装备维修、光学透镜制作和维修,以及为作战区域内的旅战斗队和旅以上梯次医疗救治机构提供伤病员运送器材。医疗后勤连建制内没有血液保障单位,血液保障队的一个小队可能与医疗后勤连一起配置,为被保障的医疗救治机构提供血液保障。

医疗后勤连可隶属医疗营(多功能)或作战区域内高级医疗指挥控制机构。医疗后勤连在初始行动期间,具有一定的自我保障能力,能满足早期介入作战区域的需求,也可作为特遣部队的一部分参与行动。一个医疗后勤连的基本分发量是每天11.1短吨(1短吨＝0.907吨)的第Ⅷ类物资。

医疗后勤连能够遂行多种医疗后勤保障任务,具有较强的医疗后勤保障能力。医疗后勤连可为多达22000名官兵的部队提供第Ⅷ类物资、单光与多光眼镜的配制和维修,以及医疗装备维修保障;可接收、分类和分发第Ⅷ类补给品,最高可达11.1短吨;具备第Ⅷ类物资存储能力,最高可达51短吨;按照旅战斗队和旅以上医疗救治机构或应急要求,生成和配置第Ⅷ类物资保障包;为作战区域内卫勤部队医疗装备,提供野战级和持续保障级的装备维修保障,并且有能力部署3个巡回维修队;为医疗后勤部队、部门或团队提供补充力量;协调第Ⅷ类补给品的紧急配送;提供1名餐饮专家,加强隶属或配属该部队的食品服务部门;提供部队基层维修保障;根据作战指挥官要求,满足战区内所有联合部队医疗后勤管理机构的补给和物资请领。

二、机构人员

医疗后勤连包含连部、后勤保障排和维修保障排。

1. 连部

连部对医疗后勤连行使指挥控制的职责。连部人员实施并监督连队的计划、行动和通用补给职能。

2. 后勤保障排

(1)后勤保障排排部　后勤保障排排部行使本排的指挥控制职责。后勤保障排必须确保在储库存物资始终处于待分发状态,包括:收到补给品之前的计划拟制;有效利用空间便于搬运,对物资进行库存定位;根据出纳军官指示对库存物资进行隔离和处置。

(2)接收和存储组　接收和存储组负责处理进货的收据。该部门负责医疗装备物资存储、防腐、定位和统计。接收和存储组能够部署一个5人机动前沿配送小组,进行前出作业。

(3)发运组　发运组负责对待运物资进行计划和协调,对挑选出货的物资进行阶段划分,并准备运输文件。发运组可部署一个5人机动前沿配送小组,进行前出作业。该部门必须与战区持续保障司令部/远征保障司令部或持续保障旅保障行动部门密切同步,保持通信联络,以便接收战区运输资源进行分发。

(4)库存控制组　库存控制组负责对所有医疗物资登记,并协调所有物资的库存管理。该部门还负责登记医疗后勤连接收、存储和分发的所有物资。库存控制组能够部署一个3人机动前沿配送小组,进行前出作业。

(5)光学保障组　光学保障组负责单光和多光眼镜的制作和修理,还包括安全护目镜和太阳镜。若能从官兵医疗记录中获得必要信息,则能够按需进行备件更换。

3. 维修保障排

(1)维修保障排排部　维修保障排排部负责维修保障排的指挥控制。维修保障排负责野战和持续保障医疗装备的区域维修,还承担本连建制内的所有车辆和发电设备的维修任务。

(2)医疗维修组　医疗维修组对连作战区域内的所有部队,提供持续维修保障,包括第Ⅷ类医疗维修零部件的订购和存储。医疗维修组负责对其作战区域内没有隶属或配属的建制医疗装备维修人员的单位,或不能得到其他医疗装备维修人员保障的单位,提供野战维修保障。该部门可部署3个机动巡回维修小组。

(3)通装维修组　通装维修组负责本连建制设备维修,包括车辆维修、设备记录和维修零部件、内部燃料加注,以及连建制发电设备修理。

第二节　血液保障队

血液保障队主要遂行战场血液保障任务。由于血液的特殊性，将其作为一种单独的物资门类进行供给。

一、使命任务

血液保障队，为旅以上梯次医疗救治机构及其他行动提供血液和血液制品的采集、生产、存储和配送保障。

血液保障队可隶属或配属医疗营。当血液保障队部署时，医疗营未部署的情况下，该分队将依托所隶属部队，获得指挥控制，以及给养物资等基本保障。当情况需要时，血液保障队必须与主要血液存储机构协同（如美国空军远征血液转运中心），进行血液的再补给。血液保障队必须具有灵活性，能够按照血液采集和配送任务需要，调整人员部署。

血液保障队日常运行依赖于旅以上单位，以获取基本医疗保障、医疗装备维护和修复、物资运输、财务管理、人力资源支援、宗教服务、法律服务，以及有关缴获医疗物资的技术情报。在核、化、生、放（CBRN）环境中，血液保障队需要加强，以进行洗消作业，也可能需要通信设备加强。此外，血液保障队还需要美国空军远征血液转运中心的支援，以从位于美国本土的献血中心和陆、海、空三军全血加工实验室获得血液保障。

战区内每100000名官兵配置1个血液保障队；联合作战中，每150000名官兵配置1个血液保障队。

二、主要能力

血液保障队主要向旅以上部队的医疗救治机构提供血液和血液制品；负责来自美国空军远征血液转运中心的包装红细胞及其他血液制品的接收、重新冷藏和转运；提供4080单位冷藏储存的包装红细胞；通过3个血液配送队，向旅以上医疗救治机构配送盒装的红细胞和其他血液制品〔在不采集和（或）生产血液的情况下〕；在需要时，为医疗后勤连配置1个前沿配送加强小组，能够完成血液的紧急采集任务〔在不采集和（或）生产血液的情况下〕；在最初的24小时之后（不配送血液的情况下），每24小时采集最多432单位的全血，每24小时生产 432 单位的包装红细胞。

三、机构人员

1. 分队队部

分队队部负责血液保障队的指挥控制。队部人员负责监督和实施部队计划和行动、通用补给、自持能力和维修等。

2. 采集与生产组

采集与生产组负责旅以上梯次所有库存血液的采集、制造、质量控制等工作。

3. 存储与配送组

存储与配送组负责检查血液运输的接收,并处理接收相关手续,还要负责血液和血液制品的贮藏、保鲜、定位和登记。存储与配送组把血液和血液制品配送到旅以上医疗救治机构,可根据任务需要,进行力量编成优化,并向前沿派遣人员,为医疗后勤连提供保障。

第三节　医疗后勤管理中心

一、使命任务

医疗后勤管理中心的使命任务是根据陆军军种组成部队司令部军医主任指示,进行战区级第Ⅷ类物资的集中管理工作。医疗后勤管理中心采取分散保障模式,下属 1 个固定基地、2 个早期介入前沿保障队和 2 个后续介入前沿保障队。医疗后勤管理中心能够在前沿保障队完全部署情况下,维持美国本土基地的运行。通常,每个战区部署 1 个保障队,具体负责该战区医疗后勤保障。

医疗后勤管理中心,从战略层面集中管理关键的第Ⅷ类物资、伤病员转移器材、光学配镜、合同签订和医疗装备的维修保障工作。部署后,医疗后勤管理中心的前沿保障队隶属医疗司令部(部署支援),与战区持续保障司令部/远征保障司令部的配送管理中心配合,若战区建有联合部署配送行动中心,则可与联合部署配送行动中心配合。前沿保障队是国家级保障和战区级配送之间的桥梁,依赖于陆军军种组成部队司令部的相关机构,获取下列支撑:医疗救治、食品勤务保障、运输、洗衣和洗浴、财务、人事和行政事务、宗教、法律、通信和部队级维修保障。医疗后勤管理中心负责管理战区陆军医疗管理信息系统,直到该系统终止使用。

陆军有 1 个医疗后勤管理中心。该中心由 2 个早期介入前沿保障队和 2 个后续前沿保障队,每个保障队可独立保障 1 个战区。

二、主要能力

医疗后勤管理中心具备以下能力:监控所有作战区域内的医疗后勤部队的运行情况;监控所有军种医疗后勤单位对请领的第Ⅷ类物资的接收和处理工作;审查和分析需求情况,并对战区内第Ⅷ类补给品、医疗装备和医疗装备维修的需求情况进行计算;监测评估所有被保障对象的工作量、能力和资源位置,指导保障力量或资源的跨军种使用,以实现兼容性和最高效率;实施医疗物资管理系统的计划、规程和程序;为即将部署的医疗救治机构进行有限的部署前医疗后勤管理信息系统培训;准备所需的医疗物资管理数据和报告;提供医疗合同保障;根据指示,遂行联合部队提供单一的综合医疗后勤管理机构信息管理和配送协调任务;作为链接美国本土第Ⅷ类物资国家库存控制点和战略合作伙伴的管理接口,提供相关服务;管理关键物资并分析生产能力;负责与作战区域内旅以上第Ⅷ类补给物资配送管理机构联系;根据需要,把医疗后勤管理中心前沿保障队部署进多个作战区域。

三、机构人员

1. 指挥部门

指挥部门负责为医疗后勤管理中心提供指挥与控制,制订计划,提供指导和行政支持。

2. 保障部门

保障部门负责协调医疗后勤人事行政职能,部署和管理医疗后勤管理中心前沿保障队,并执行作战计划。

3. 物资管理部门

物资管理部门负责监控美国本土和多个战区内第Ⅷ类物资的管理工作;保持战区范围内医疗资产可视化,维持基于美国本土的库存物资可用性;监控关键物资的请领工作,并确定储存;对后勤数据进行研究和分析,并保持与国家库存控制点的联系(战区内所有第Ⅷ类物资的请领工作都要经由物资管理部门,以完成再补给/补货行动);签订并监控重要医疗物资和勤务合同,并对作战区域内的医疗合同人员提供技术指导。

4. 医疗维修管理部门

医疗维修管理部门负责战区内的医疗装备维修。医疗维修管理部门为陆军军种组成部队司令部军医主任提供医疗维修咨询;开展工作量数据分析、消耗性物品库存管理和维修计划制订;负责审查维修状态和性能报告,并负责管理维修人员和医疗备用设备计划物资;通过资源分配和设备后送政策,援助有待修品的单位。

5. 前沿保障队

医疗后勤管理中心前沿保障队,集中管理作战区域医疗物资和医疗维修工作,并协调第Ⅷ类物资的配送,以保障兵力投送行动。前沿保障队还为战区提供医疗合同保障,并通过卫星通信把自动化的管理数据传输回医疗后勤管理中心基地。前沿保障队依赖于战区持续保障司令部所属机构(与配送管理中心一起部署时),以获取下列保障:医疗保障、食品勤务保障及运输、洗衣和洗浴、财务、人事和行政事务、宗教、法律、通信和设备维修等保障。

前沿保障队与上级配送管理机构一同部署,以协调作战区域内第Ⅷ类物资的运送任务。医疗后勤管理中心一经确定,就要与医疗后勤连一起,担负联合作战综合医疗后勤管理机构职责。医疗后勤管理中心能分布式部署,可部署 2 个人员充足、设备齐整的前沿保障队,来保障 2 场不同的大规模作战行动。每个医疗后勤管理中心前沿保障队都由 2 个不同部分构成,1 个早期介入前沿保障队和 1 个后续前沿保障队结合起来,构成 1 个完整的前沿保障队。

2 个早期介入前沿保障队可作为早期介入部队进行部署,集中管理医疗物资、医疗维修和医疗合同,并协调作战区域内第Ⅷ类物资配送。部署后,保障队的后勤主管将担任指挥官,并向各军种已部署的医疗后勤部队、陆军军种组成部队司令部军医主任办公室(需要时)派遣联络军官(或士官)。当陆军作为联合部队单一综合医疗后勤管理机构时,早期介入前沿保障队就将承担保障所有联合作战部队的任务。部署后,早期介入前沿保障队将隶属医疗司令部(部署支援),并与战区持续保障司令部/远征保障司令部一同配置。

2个后续前沿保障队主要用于加强已部署的早期介入前沿保障队，并按照陆军军种组成部队司令部军医主任的指示，对第Ⅷ类物资进行战区级集中库存管理。后续前沿保障队能够作为后续部队进行部署，对关键的第Ⅷ类物资、伤病员转移器材、医疗维修和光学配镜保障提供集中管理。值得注意的是，后续前沿保障队部署后，应与早期介入前沿保障队共同开展工作。

6.分队指挥部

分队指挥部为医疗后勤管理中心提供指挥控制。分队指挥部的人员负责监督和履行医疗后勤管理中心的通用补给功能、宿营、纪律、安全、战备和培训工作。维修人员将得到日常工作分配机构补充，为医疗后勤管理中心提供保障。

第四节　医疗后勤保障队

一、使命任务

医疗后勤保障队是美国陆军医疗物资局直属单位，由美国陆军医疗物资局的48名医疗后勤人员（军人、陆军部文职人员和合同商）组成。医疗后勤保障队可部署到全世界指定地点，提供医疗后勤保障和问题解决方案，支撑陆军战略计划和应急计划。医疗后勤保障队具备在全球开展对陆军医疗物资预置库存进行野战配置的能力。医疗后勤保障队为陆军预置库存提供保障，并在全球范围内实施岸上或海上陆军预置库存的接收、集结、前运和集中，包括接收以前未预置的其他的第Ⅷ类物资。

在初始部署阶段，医疗后勤保障队的运行通常受美国陆军物资司令部陆军野战保障旅的指挥控制，并与战区高级医疗指挥控制机构协调野战配置次序。在陆军预置库存转移完成以后，或在接受其他制订的任务时，医疗后勤保障队重新部署到美国本土。医疗后勤保障队可部署回原战区，以支持美军的重新部署，保障医疗后勤物资从作战区域转到美国本土或是美国本土以外的地点。

为履行使命任务，医疗后勤保障队至少需要得到安保、物资搬运设备、运输和第Ⅰ类物资保障。此外，医疗后勤保障队还需要获得战术部队或医疗后勤单位的人员加强，以确保快速、准确地分发陆军预置库存设备。

二、主要能力

初始配置和分发陆军预置库存、陆军卫生局局长掌握的应急库存或部队后留库存和陆军卫生局局长指导下的现代化医疗装备（非持续保障）。

医疗装备维护、技术检查和修理（取决于类型/密度）。

将初始陆军预置库存第Ⅷ类保障物资,转交给指定的战区单一综合医疗后勤管理机构。

为作战区域内的医疗救治机构提供第Ⅷ类物资技术和人员帮助。

医疗物资转移及对重点单位人员进行医疗技术方面的培训。

三、运行机制

美国陆军医疗物资局医疗后勤保障队下辖若干分队,在"伊拉克自由行动"中发挥了重要作用。成立美国陆军医疗物资局医疗后勤保障队,是为加强与陆军军种组成部队司令部、医疗司令部（部署支援）和陆军野战保障旅的横向联系。医疗后勤保障队从美国本土部署到战区,各单位密切联系,可解决医疗后勤保障问题,并给部署部队提供医疗后勤人员方面的帮助。

医疗后勤保障队通过美国陆军医疗物资局的紧急行动中心,可直接联系美国本土的美国陆军医疗物资局,以获得更加专业的医疗后勤和医疗装备维修建议支撑部署部队。美国陆军医疗物资局医疗后勤保障队还具备以下职能:与美国陆军物资司令部联络,整合和同步美国陆军物资司令部管理的、用以保障医疗救治机构的陆军预置库存第Ⅱ类、第Ⅶ类物资;负责与战区军医主任参谋人员联络;面向战区部队,作为美国陆军医疗物资局代表;解决医疗物资配置有关的第Ⅷ类补给品和医疗装备维修问题;为被保障医疗救治机构提供综合后勤保障援助;及时发现医疗后勤问题,并提出解决方案。医疗后勤保障队减轻了指挥官和工作人员负担,让其集中精力于陆军预置库存物资分发给医疗救治机构。

第三章 医疗后勤计划

无论是发展中的战区，还是成熟的战区，对医疗后勤保障进行周密的计划和管理都是十分必要的。随着战区的成熟以及可能的需求变化，连续的医疗后勤计划是必不可少的。此部分旨在提供制订医疗后勤保障计划的一般注意事项、医疗后勤行动计划示例和用于协助计划制订最新的第Ⅷ类物资计划因素。

第一节 总体计划

陆军卫生体系保障是一个复杂的过程，需要不断地协调和全面的规划。陆军卫生体系计划人员必须尽早参与计划过程，并做好同时为多种类型的行动提供保障的准备。通过参与作战计划的制订，医疗后勤计划人员可以确定所需的能力，并制订保障任务资产需求计划。为了确保实现高效率的保障，医疗后勤计划必须坚持陆军卫生体系保障的原则、指挥官的计划指导、有关作战区域的医学情报和其他的计划注意事项。

陆军卫生体系保障的估算和作战方针的确定是计划过程中的重要步骤之一。医疗后勤计划人员必须针对不可预见的紧急事件进行规划，并确保协调好军种间的行动，以最大限度地利用现有资源。通常情况下，在联合作战中，各军种管理各自的卫勤保障系统，但也可能需要实施联合卫勤保障（如医疗设施、医疗装备与补给品、人员）。

在确定保障作战计划的医疗需求时，必须考虑的因素包括后送政策，健康威胁，兵力或被保障群体的数量，作战的类型、强度和持续时间。在计划过程中，医务人员的实时估算和医疗工作量（伤病员估算）也必须予以考虑。伤病员估算来源于人力资源参谋军官拟订和发布的减员预计。在各个层次的作战中，深入的保障分析至关重要，有助于确保灵活性，对任务中的变化做出迅速反应，并持续不断地提供所需的保障。指挥官的观察、疾病和非战斗减员率以及实时的估算都是作战评估的主要手段,目的是确保作战方针、作战任务和指挥官意图得以实现。这些因素和连续的分析有助于确保制订准确的作战计划内容,包括保障作战所需的医疗资产的正确数量及其构成。

任务成功的关键是正确地预测需求,以及陆军卫生体系保障与战术指挥官任务的同步。信息的可用性和沟通渠道的畅通也至关重要。在司令部从战术层次到战略层次的各个部门之间,必须实现通用数据和信息的共享。指挥官和医疗后勤计划人员必须保持态势感知、运输中的资产可视化和伤病员及设备的跟踪,以及作战区域的通用作战态势图。各种计划、报告和信息系统获取的上述信息可以使指挥官和计划人员的决策过程变得容易。

第二节　计划拟制

医疗后勤计划拟制是整个医疗后勤计划生成中最重要的环节。

一、计划制订

对战区的再补给是在相关后勤计划中预先确定下来的。由于医疗后勤系统技术性强,加上可能迅速变化的作战环境,计划人员必须制订灵活的计划。医疗后勤计划人员必须全面理解战役计划与战术计划,同时保持对整个后勤系统的全面了解(包括负责具体保障的组织和机构)。

医疗后勤单位应及早抵达并分阶段部署部队的动员计划制订、部署数据流和医疗后勤保障组合,需要协调同步,以保障医疗力量的流动。为加强第Ⅷ类物资保障,医疗后勤计划人员将:

(1)确定保障作战计划所需的指定的和隐含的分阶段物资需求。

(2)确定卸载航空港和海港的能力、局限性和需求。

(3)确保能够协调补给品和设备的运输。

(4)确定战区中的预置库存。

(5)如果可能的话,确定东道国的保障情况。

(6)确定联合和多国后勤保障方面的需求,制订配送计划。

第Ⅷ类补给品保障(包括血液制品管理/分配)、验光配镜、医疗维修、医疗合同签订和医疗设施规划都是医疗后勤保障计划的核心部分,该计划同时是陆军卫生体系保障计划的组成部分。医疗后勤计划批准后,将成为下属司令部医疗后勤人员的指南和为司令部提供第Ⅷ类补给品保障的详细指导文件。

二、计划制订注意事项

以下是制订医疗后勤计划过程中的一系列注意事项（提供该清单只是作为指南，并不包括全部内容）：

（1）程序是所述医疗补给独有的吗？

（2）补给程序建立了吗？

（3）司令部专注于库存清单目标吗？

（4）特殊医疗补给需求是基于任务和作战区域确定的吗？

（5）特殊存储需求得到满足了吗？

（6）运输保障体系得到论述了吗？

（7）支持配送所需的适当数量的特殊集装箱和物资包装设备已经确定和计划了吗？

（8）冷链管理物资的特殊处理程序是否在相关附件中得到适当论述，以便担负第Ⅷ类物资配送保障任务的运输人员遵守？

（9）确保妥善处理受管制的第Ⅷ类物资的程序到位了吗（包括维持适当的保管链）？

（10）医用氧气需求确定了吗？再补给程序明确了吗？

（11）血液管理功能如何实现？

（12）哪个单位负责验光配镜保障？

（13）缴获敌军的医疗物资和设备的处理程序确定了吗？

（14）收集和处置医疗废物的保障要求是什么？

（15）处置程序符合现行环境标准吗？

（16）可以选择本地采购吗？

（17）培训/指定负责本地采购的人员了吗？

（18）司令部明确本地采购的程序了吗？

（19）计划能够提供足够的合同保障吗？

（20）有足够数量的授权合同军官吗？

（21）管理医疗装备和物资反向流动（回撤行动）的程序到位了吗？

三、医疗装备维修注意事项

以下是制订医疗后勤计划的医疗维修部分的一系列注意事项（提供该清单只是作为指南，并不包括全部内容）：

(1)特殊医疗维修要求考虑到了吗？

(2)强制性零部件清单或后备库存要求明确了吗？

(3)电源要求明确了吗(电压、相位、频率和预期负荷)？

(4)计划涵盖了检测测量与诊断设备的维修和校准吗？

(5)计划规定了野战维修和持续维修保障的提供方式了吗？

(6)涵盖了医疗备用设备计划的程序或可修复设备吗(包括可修复设备的后送)？

(7)更换的设备确定了吗？

(8)合同商保障纳入维护计划了吗？

四、医疗设施规划、设计和管理注意事项

医疗设施的规划、设计和管理决策必须具有可行性和可持续性。战区内必须有足够的设施建设、维护和管理能力，以确保满足卫勤保障任务的需要。规划、设计和管理的注意事项包括：

1. 选址

(1)场地的排水能力充足吗？

(2)有直升机、救护车、救护巴士和行人进入该建筑或营区的入口吗？

2. 功能及流程

(1)设施的布局支持伤病员进出该设施的自然流动吗？

(2)辅助机构靠近其保障的部门吗？

(3)是否提供了正确的消毒路径，避免消毒区和未消毒区的交叉？

3. 建筑因素

(1)内部装修是否耐用持久、易于清洁？

(2)是否提供了特级护理区域的无缝装修？

(3)急诊科、放射科、手术治疗科、重症监护区的门是否足够坚固，是否能够经受极端的使用以及病床和设备的经常碰撞？

4. 电气系统

(1)该设施是否需要110伏电压的交流电或220伏电压的交流电？为了避免电路负载过高，设备计划需要与电气计划进行协调，以确保提供充足的电源。

(2)主要动力的来源是什么？

(3)是否需要备用电源？

(4)当前的备用电源是如何提供的？

5. 机械系统

(1)建筑内的温度和湿度是如何控制的？

(2)正压和负压是如何提供的？

(3)特级护理区的过滤是如何实现的？

(4)如何从手术室中去除废弃的麻醉气体？

(5)采用什么手段进行吸尘作业？

6. 管道设备

(1)如何使用蒸汽进行消毒？

(2)外科手术和洗手水槽有没有鹅颈水龙头、非接触的控件，以及方便恰当洗手的开关把手？

7. 医用气体设备

(1)设施内的医用气体是如何提供的？

(2)如果需要用硬管输送气体，战区内有可用的认证施工方吗？

8. 医疗装备

(1)将使用什么样的可部署医疗系统设备？

(2)将使用什么样的非可部署医疗系统设备？在设计建筑物的同时，协调每一件设备的机械、电气和管道要求。

(3)哪个组织负责协调设备的初次列装和更换，并提供资金？

9. 设施管理

(1)司令部设施管理政策制定了吗？

(2)是否建立了部队级联系点，以提交设施工作订单？

(3)后续工作订单是否调整（至少每月）？

(4)哪个组织负责设施的管理和维修？

(5)哪个组织负责为日常管理和维修提供资金？

第三节　第Ⅷ类物资消耗计算

医疗后勤计划人员确定第Ⅷ类物资保障需求时，要注意以下事项，包括医疗后勤保障和运输需求的计算和早期介入行动期间医疗再补给成套设备的使用。在册列物资再补给建立之前，医疗再补给成套设备和预置前运包是旅战斗队内再补给的主要手段。在确定基本的任务需求时，需要考虑历史上的需求情况、伤亡预计并使用专门的设备。

一、医疗后勤保障和运输需求

制订第Ⅷ类物资保障和运输需求计划时，医疗后勤人员使用磅/每名官兵/每天和磅/每名战斗伤员的计算方式。表3-1列出了各级医疗救治阶梯第Ⅷ类物资的计划因素，并阐释了战斗伤员范畴的消耗计算。这里所说的第Ⅷ类A类（不包括第Ⅷ类B类血液）计划因素不再与特定的陆军总体分析伤病员流相联系。其使用的是包括各种类型伤病员的一般伤病员流。

表3-1　第Ⅷ类物资计划因素

各救治阶梯第Ⅷ类物资计划因素百分比			
医疗救治阶梯	战斗伤员 计划因素 (477磅/医院接治)	疾病与非战伤 计划因素 (122磅/医院接治)	水肿计划因素 (36磅/医院接治)	神经计划因素 (110磅/医院接治)
一级和二级	12%	22%	7%	6%
三级	67%	69%	55%	81%
四级	21%	9%	38%	13%

注：被保障人群物资计划因素=0.19磅/（官兵·天），如防晒霜、脚气药粉和单兵通用装备规定的其他物资。

说　明

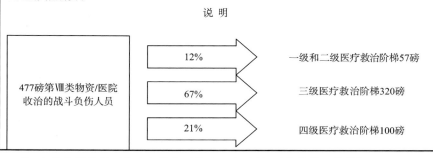

注：本节中提供的百分比和信息只作为一个示例，不能代替具体数据。

这些计划因素主要由旅以上梯次的医疗计划人员使用,用于确定保障需求,诸如基于短吨输送能力的保障某一特定任务所需的医疗后勤连的数量。当重量也作为一个因素时(如吊索负载或其他空中再补给行动),这些因素也可能被用于制订第Ⅷ类配送保障计划。表3-2扩展了表3-1的信息,把百分比转换为每种收治类型对应的第Ⅷ物资磅数。

表3-2 每种收治类型的第Ⅷ类物资磅数

医疗救治阶梯	战斗伤员计划因素(磅/医院接治)	疾病与非战伤计划因素(磅/医院接治)	水肿计划因素(磅/医院接治)	神经计划因素(磅/医院接治)
一级和二级	57 磅	27 磅	3 磅	7 磅
三级	320 磅	84 磅	19 磅	89 磅
四级	100 磅	11 磅	14 磅	14 磅

注:被保障人群物资计划因素=0.19磅/(官兵·天)。

二、医疗成套设备

估算大规模作战行动中旅战斗队的第Ⅷ类物资需求时,以部队医疗成套设备和医疗再补给成套设备的能力为基础制订初步计划更加符合实际。医疗成套设备和医疗再补给成套设备只适用于编制装备表中的单位,应基于历史先例(过去的大规模作战行动中的伤病员数量、任务类型和损伤类型)、作战经验和新兴的医疗技术来进行设计和更新。医疗专家定期检查这些医疗成套设备和医疗再补给成套设备,以确保这些成套设备能够持续满足部署部队卫勤专业人员的保障要求。医疗组合也是用来描述这些医疗成套设备,以及牙科成套设备、光学成套设备等的术语。陆军医疗组合是医疗和非医疗补给品和设备的认证分组,基于保障大规模作战行动过程中,部队完成最少任务所需的基本战时需求,以促进特定卫勤功能的发挥。陆军有两种类型的医疗组合——小型组合和大型组合。

三、小型医疗组合

小型医疗组合或医疗成套设备是陆军独有的组合,是单一库存编码下的医疗物资和非医疗物资的组合,包括为保障编制装备表的特定任务或临床功能而开发的消耗品、耐用品,以及非消耗性的设备。医疗成套设备由陆军卫生部管理,主要由陆军使用。保障医疗成套设备的目的是满足完成最少任务所需的基本战时需求,以对大规模作战行动或持续 72 小时或 3 天的高强度冲突实施持续保障。它们主要用于旅战斗队一级和二级医疗救治医疗阶梯的医疗救治机构和医疗连(区域保障)。

四、大型医疗组合

大型医疗组合或医疗物资器材是可部署医疗系统等效的陆军独有的组合,包括陆军卫生部管理的单一库存编码下的医疗物资和非医疗物资的组合,主要由陆军使用。这些医疗物资器材是为旅以上梯次的医疗救治机构专门开发的,目的是满足完成最少任务所需的基本战时需求,以对大规模作战行动或持续72 小时或 3 天的高强度冲突实施持续保障。备用的和标有失效期的医疗物资不属于医疗物资器材,而是作为部队部署包的一部分,在部署的时候单独提供。这些组合一般用于旅以上梯次的战斗支援医院。

五、医疗再补给成套设备

医疗再补给成套设备是预先配置的补给品列表,旨在为旅及以下部队的医疗救治机构〔一级和二级医疗救治阶梯的医疗救治机构,包括医疗连(区域保障)〕补充医疗成套设备(小型)。对于旅以上梯次医疗救治机构使用的医疗物资器材(大型),没有再补给设备。每个医疗再补给成套设备都由陆军卫生部设计,开发医疗再补给成套设备的目的是更换医疗成套设备中的消耗性物资。医疗再补给成套设备包括 7 天的额外补给,一般使用到册列物资请领建立之后。医疗再补给成套设备是为了在战役层面维持医疗成套设备而开发的(如为了创伤医疗成套设备再补给而开发的创伤医疗再补给成套设备)。医疗再补给成套设备用于应急规划,没有指定的册列物资编号,无须编制装备表/编制与装备修订表的授权认可。

六、前送包

前送包是由使用单位协调保障性综合卫勤机构或补给保障机构设计和管理的预订数量的补给品。理想情况下,这些前送包在部署之前由部队负责协调,在早期介入行动期间,按照预订的计划或申请进行分发。

七、特种成套设备

稳定行动和民事支援行动要求更有针对性的或定制的组合,如人道主义援助成套设备。人道主义援助成套设备有人道主义援助外科加强型成套设备、人道主义援助儿科加强型成套设备、人道主义援助成人加强型成套设备 3 种类型。

建立这些特种成套设备是为了加强现有的战斗支援医院,而不是作为独立的设备使用。特种成套设备包含的特殊的内科和外科补给品和设备,在装备可部署医疗系统的医院,目前尚未得到使用授权。但是其对于在稳定行动或民事支援行动期间,向平民提供陆军卫生体系保障至关重要。人道主义援助成套设备没有指定的册列物资编号,无须编制装备表/编制与装备修订表的授权认可。这些成套设备的分发没有专门的规定。部队在制订计划期间必须明确是否需要特种成套设备,或是按照军医署长办公室的指示和医疗任务的需求来确定。人道主义援助成套设备由美国陆军医疗物资局负责管理。陆军负责后勤的副参谋长批准发放这些成套设备。获取关于人道主义援助成套设备的最新信息和问题,可访问美国陆军医疗物资局网站。

八、转为册列物资请领

随着作战行动趋于稳定,或从大规模作战行动过渡到稳定行动,第Ⅷ类物资系统应该从使用医疗再补给成套设备和前送包过渡到册列物资请领。这种类型的请领依靠库存物资或位于旅医疗补给办公室的授权库存清单物资,建立与更高级别的第Ⅷ类物资持续保障部门之间的再补给渠道。

第四章　医疗装备维修

　　陆军要对复杂的医疗系统实施及时而有效的保障,维修部门就必须能够分析、预测和调用越来越多的可用资源。陆军的两级维修体制(系统内更换或接近系统更换;部件和整套设备的系统外维修)确保作战部队能够继续完成战斗使命。当前和未来伤病员的医疗救治在很大程度上依赖于陆军卫生体系的快速反应能力、投递能力,以及保持战场上使用最新医疗装备的能力。医疗装备的技术水平越来越高,需要技术高超的卫生勤务维修技术人员和医疗装备维修人员进行全寿命周期的维护管理、野战和持续维修保障及校准验证。维修人员应能够快速、准确地诊断和排除设备的故障,并对部队医疗装备进行全寿命周期维修保养。

　　信息系统的技术水平逐步提高,使得战场上的医疗后勤管理人员能够快速感知医疗装备的维修需求,从而提供快速和精准的维修支援。医疗司令部(部署支援)、医疗旅(支援)、医疗营(多功能)、医疗后勤连、医疗后勤管理中心基地和保障队、国家维修保养站点(医用)和其他维修保障机构,将能够监控部队中所有医疗装备的工作量和设备状态,以及体系中的所有医疗资产。包括设备和维修零部件在内的全资产可视化,以及对战术指挥官意图的精确理解,都将有助于提高维修管理人员能力,以便提供可预测的、反应迅速的医疗维修保障。本章论述了作战区域内的医疗装备维修保障,包括为战区所有医疗部门和力量生成部队提供的来自美国本土的保障。

　　根据《美国法典》第10编的规定,医疗装备维修是军医署长办公室的责任。因此,除了操作人员的预防性维修检查和服务外,没有其他军事专业人员被授权对医疗装备进行定期或不定期的维修、校准和核查/认证。

第一节　医疗装备维修概述

一、医疗装备维修体系

医疗装备维修是陆军医疗后勤系统的核心功能,对于陆军卫生体系的运行至关重要。医疗装备维修采用尽可能高效、灵敏和节约的方法将系统和设备维持在最接近使用的状态,以保持陆军卫生部门的战备水平。

物资战备状况被定义为一个军事组织保障其战时行动、应急、救灾(洪水、地震)或其他紧急情况下所需物资的可用性。医疗物资的维护包括医疗维护工程和医疗维修操作。陆军卫生部维修的具体目标是:

(1)提供响应更灵敏的维修系统;以最低的总体成本提高战备水平,增加流动性和灵活性。

(2)建立垂直维修管理架构,更经济高效地执行维修任务,确保获得最高水平的维修保障。

(3)建立与可用的时间和其他资源相适应的、在和平时期和战时都能够保障设备正常运行的程序。

(4)在旅战斗队和旅以上梯次部队,通过设备组件更换优化医疗装备维修工作。

(5)整合前线保障维修方案(陆军条例 AR750-1),最大限度地延长设备服役时间。

(6)尽可能建立强调终端设备模块化设计的设备设计标准。确定维修的优先事项依次为前线修理、后撤和利用医疗备用设备计划资产进行替换。

医疗备用设备计划包括为了维持战区作战行动中医疗维修而为医疗后勤连和战斗支援医院配置的终端设备、部件、装配件和组件,这些医疗备用设备计划资产是战备浮动资产中的备用医疗物资。

二、医疗装备维修能力

陆军卫生体系各梯次的卫勤保障在很大程度上依赖于专业化、高技术的医疗装备,这些医疗装备的维护和修理只能由经过适当培训的医疗装备维修人员来实施。陆军及其他军种在规范设备和医疗装备维修人员培训方面的努力提供了能够更好满足技术需求的训练有素的技术人员和修理人员，提高了陆军卫生体系的联合操作能力。除了医疗装备的维护与修理，医疗装备维修人员还负责电力的设置和分配、医疗装备的联网系统、医用气体的生产、设备列装，以及新设备列装后的人员培训。

医疗后勤计划人员必须了解整个作战区域内医疗部门的建制医疗装备维修能力，保持适当的维修资源规模，以确保维修任务的完成，避免关键医疗装备出现短缺。

在前线地带，医疗装备维修人员的能力仅限于初步诊断、部件更换和相对简单的维修工作。通常情况下，作战区域内医疗连的医疗装备维修人员只能实施建制设备的野战维修，同样，在用于实验室和影像学诊断服务的高度专业化系统维修方面也可能存在这样的局限性。

战区医疗后勤能力由战区医疗物资合同商或战役医疗后勤连提供，他们拥有专业人员和专业技能，能够通过直达保障或区域保障，为医疗部门提供医疗维修保障。他们还负责维护用于设备交换的战区资产，校准麻醉机和成像系统等尖端技术设备，管理战区中维护设备所使用的关键维修零部件。战区医疗维修职能既包括维修操作，也包括提供巡回维修队，以保障前线部队、管理和协调战区级或国家级签约机构提供的合同商保障。

国家级医疗维修能力由国家维修站点（医疗）、美国陆军医疗物资局和费城国防补给中心提供。该级别的医疗维修能力包括设备采购与集成的后勤保障、能够保障新设备采购和列装的军种级维修活动、与原始的设备制造商和第三方维修商的协调工作、提供维护和修理勤务的国家合同或一次性合同。

应作战指挥官的请求，这些医疗后勤机构还应具备向战区内投送医疗装备维修援助队的能力。

三、医疗装备维修要素

响应灵敏的维修是许多个体共同努力的结果，个体行动受到所有维修活动相关因素的制约和影响。这些因素就像一根链条一样发挥作用，若忽视了某一个因素，则整个系统能力就会被削弱。

1. 指挥

指挥是指负责各级医疗装备维修活动的指挥官和主管人员参与组织领导医疗装备维修工作的程度。指挥官负责保持隶属医疗装备的战备水平，无论该医疗装备是属于医疗成套设备的终端设备、组件或部件,还是属于医疗物资。为了确保医疗装备达到可部署的战备状态,指挥官必须以书面形式设置目标、宗旨和优先事项,从而为维修计划提供支持。指挥官必须根据技术公报发布维修指令,随时了解维修需求、状态和能力,并为部队人员提供指导、动力和方向。部队指挥官、监督人员及维修管理人员的领导艺术和兴趣有助于激励维修工作人员完成维修任务。指挥官还必须制订培训计划,以确保相关人员接受设备维修培训和资质认证。

2. 管理

管理人员利用现有的资源,以最有效的方式完成维修任务。维修管理涉及指挥链上的所有人员,以及按照指挥补给规定指定的管理维修资源的人员。管理人员计划、组织、指挥、协调和控制维修资源,以完成医疗装备维修任务。

3. 监督

维修监督人员确保维修人员能够正确、安全和及时地执行指定的任务。此外,监督人员还应关注所属人员的训练和福利情况。监督人员应当设定目标,以最大限度地培训特定设备的维修人员并完成资质认证。

4. 技能

技能是人员履行其岗位职责的技术能力。技能培训对于所有人员来说都很重要,对于刚入伍的或缺乏经验的人员尤为重要。指挥官和监督人员必须提供连续的技术培训、许可证发放和医疗技能培训,以保持维修人员的技能水平。

5. 资源

资源包括人员、出版物、消耗品、维修备件、工具、检测测量与诊断设备、设施、培训和时间,各级指挥官和监督人员必须确保维修人员有足够的资源来完成指定的任务。

第二节 医疗装备维修层级与职责

在陆军转型、陆军后勤规模减小的情况下,陆军卫生部必须具备快速部署强大维修力量的能力。未来的作战区域可能不连续,交通线跨度较长且经常缺少安全防卫。陆军维修体制正在从现有的直达保障层级的四级维修体系向两个综合维修层级转型,即野战维修和持续维修保障两个层级。这两个层级的维修至关重要,可使设备保持在时刻准备接受任务的状态,或将设备恢复到可使用的状态,以及进行设备改造等。两级维修体制的目标是简化体系结构,在缩短维修周期的同时提高维修效率。

一、野战维修

野战维修是陆军维修系统基本的和最关键的维修层级,主要着眼于系统内修理。野战维修最主要的是操作人员或维修人员的预防性维护检查和修理。操作人员或维修人员能够以最快的速度检测出设备的故障,使维护修理系统尽可能早地开展维修。指挥官负责提供维修资源,划分责任任务,按照预防性维护检查和修理的标准对人员进行培训。指挥官还要负责确保装备操作人员有足够的时间以开展操作员级别的预防性维护检查和修理工作。

野战维修的基本任务是执行预定的定期维修保养和其他的维护要求,以使设备保持在高水平的战备状态。所有超出操作人员或维修人员的预防性维护检查和修理的任务,都由专业维修人员承担。这些职责包括:

(1)安排和执行预防性维护检查和修理。

(2)执行电力安全的检查与测试、校准、验证和认证勤务。

(3)后撤之前,按照维修配置图的授权,提供诊断和故障排除。重点是尽早考虑利用医疗备用设备计划资产进行设备替换。

(4)按照维修配置图的授权,替换不堪使用的组件、模块或配件。

(5)按照出版的技术手册要求,目测和检查设备外部的和其他易于接触的组件。

(6)按照维修配置图的授权,完成润滑、清洁、维护、紧固、更换和调整。

(7)采购、接收、存储、登记和分发维修配件,包括管理医疗装备的授权库存清单和替补库存。

(8)维护医疗装备技术图书馆。

(9)根据陆军条例,对新的或被转让的医疗装备进行技术检查。

(10)维护医疗装备管理自动化信息系统所需的手动设备文档和自动设备文档。

(11)请领、管理、维护和报告医疗备用设备计划资产。

(12)管理和维护作战区域内的伤病员运送器具。

(13)根据陆军条例有关规定,报告物资条件和状态代码,包括战备情况。

（14）检查设备物资，确认完好率。

（15）通过指挥链上报因非正常损耗而导致的不可用设备情况。未处于计划服役期的任何设备都应每月向指挥官或财产账簿主管报告，以进行财产登记。如果怀疑有玩忽职守或故意的不当行为造成的装备故障，需收到按照陆军条例发表的声明后，才能进行修复工作。

（16）根据技术公报，确定经济上的可维修性。

（17）根据维修配置图，维修无法使用的而经济上具有维修价值的终端设备。一经修复即返还给用户。

（18）向部队维修分队提供主动预防性的物资战备和技术援助，包括：①定期访问被保障部队。②用恰当的方法就维修任务和相关后勤保障问题向被保障部队提供咨询建议。③需要的时候，与被保障部队协调进行技术检查。④为被保障部队提供现场帮助。⑤必要的时候，对其他野战部队实施区域保障，并后撤用于持续维修保障的设备。

二、持续维修保障

持续维修保障的重点是为补给系统提供维修部件、组件、模块和终端设备，其主要特点是系统外维修和后方维修。持续维修保障的目的是按照统一的标准对所有终端设备进行修理，以提供长期的、可衡量的设备可靠性。供应链路中的任何点上都可以采取持续维修保障。理想情况下的持续维修保障力量（医疗后勤连和战斗支援医院）可为作战区域内装备提供最近的保障，但受作战节奏和技术要求的影响，持续维修保障活动大多在美国本土（后方仓库）进行。持续维修保障的职责包括如下要求：

（1）按照维修配置图，诊断、隔离和修复模块或组件内的故障。

（2）按照维修配置图，修理线路可更换的部件和压印好的电路板。

（3）视情况需要，提供区域性的维修保障，包括技术援助和现地维修。

（4）收集和分类第Ⅷ类物资，并进行适当处置。

（5）在得到陆军司令部、陆军军种组成部队司令部或直接报告单位授权后，管理配件拆用点。

（6）通过适当的补给保障机构，后撤报废的终端设备和组件。

（7）在得到陆军司令部、陆军军种组成部队司令部或直接报告单位授权后，装配或制造维修配件、组件、部件、夹具和卡具。

（8）根据需要，请求后方仓库或制造商提供技术支持。

（9）当维修要求把设备恢复到可用状态时，修复所有具有维修价值的组件。这些设备修复后将返还给申请维修的机构或补给机构。

（10）按照相关技术手册的要求，进行装配作业。

（11）提供大修和组装所需的终端设备和组件，以支持批量级的补给系统，并且实施修复和返还行动。

（12）执行特殊的检查、测试和修改程序。

（13）执行批量级补给系统的维修勤务。

（14）通过既定程序，提供终端设备、组件和修理零部件，以符合医疗单位编制表要求。

（15）根据要求，提供现场巡回医疗维修队，以支持旅战斗队、前线行动基地和后勤援助代理。

第三节　各级医疗救治机构医疗装备维修

各级医疗救治机构是医疗装备编配的主体，也是医疗装备维修的主要保障对象，各级医疗救治机构医疗装备编配情况不同，维修保障重点也不同。

一、一级、二级医疗救治机构医疗装备维修

1.卫生排/科/营救护站

在一级医疗救治阶梯的医疗救治机构或营救护站，卫生排长确保建立医疗维修保障计划，安排操作员维护保养指定的设备，并在旅保障营医疗连和医疗营（多功能）之间进行协调。卫生排由若干治疗队组成，治疗队经授权可以申请伤病员救治所需的医疗成套设备，包含很多具有重要维修价值的设备器材。当维修需求产生时，卫生排长应立即以后勤状态报告的形式，将设备状态报告给旅医疗补给办公室。

一般情况下，医疗装备将使用后勤或卫勤车辆送往旅保障营医疗连。如果医疗装备无法输送到旅保障营医疗连，医疗后勤连（与旅保障营医疗连配置在一起）将派遣巡回维修队，采用系统内维修或使用医疗备用设备计划资产进行更换的方式诊断和排除故障。在被保障的旅战斗队持续保障区域内进行作业的所有卫勤分队都应按这样的程序组织装备维修。

卫生排向旅战斗队医疗补给办公室申请医疗维修保障任务。如果治疗班在作战区域内靠前部署，只能接受有限的医疗持续保障。但是，在休整期，医疗后勤连的医疗装备维修人员或巡回维修队将在部署区域提供全面的野战维修和有限的持续维修保障。通常情况下，只有极少数的设备需要持续维修保障。用户、操作人员的维修任务和野战维修零部件会在技术手册或操作人员手册以及适用的物资配置计划中予以明确。

地面救护车是营救护站和旅保障营医疗连急救班使用的医疗成套设备之一，其部分车载装备具有重要维修价值，用户和操作人员没有接受过换件维修的培训，未得到维修这些车载医疗装备的授权。急救班可通过旅战斗队的旅医疗补给办公室或直接向医疗后勤连申请医疗装备维修。但是，这些单位因受到维修资源的限制，仅能提供有效的医疗维修勤务，为确保装备的完好性，必须协调其他人员进行维修。旅战斗队区域内所有部队的医疗装备维修任务（包括空中急救部队的医疗装备维修保障任务）主要由医疗后勤连巡回维修队承担，而不是旅保障营医疗连。

2. 旅保障营医疗连

旅保障营医疗连所属的旅医疗补给办公室，为该连提供主要卫生装备的野战维修，也可能为旅战斗队中的各卫生排提供医疗装备紧急维修。旅医疗补给办公室为全旅所有的医疗装备提供医疗装备报告并实施监督。旅战斗队所属的未编配医疗装备维修力量的单位应与旅医疗补给办公室进行协调，可从医疗营（多功能）医疗后勤连的巡回维修队获得野战维修和持续维修保障。

旅医疗补给办公室仅携带少量的第Ⅷ类维修零部件，第Ⅷ类维修配件应该从负责补给的医疗后勤连请领。旅所有医疗装备都应通过战区认可的自动化信息系统向负责保障的医疗后勤连报备，司令部所有的维修报告也都应通过已核准的医疗维修管理系统提交。专业的医疗检测测量与诊断设备、医疗备用设备计划、医疗装备归还和伤病员运送器具均由医疗后勤连归口管理。旅医疗补给办公室每日登记旅战斗队所有的医疗装备准确密度表，并通过医疗维修自动化信息系统转发给医疗后勤连。

陆军条例认证的专业中，所有具有重要维修价值的医疗装备都应通过适当的自动化信息系统报告给医疗后勤管理中心。

旅保障营医疗连的医疗装备维修人员负责该部队医疗装备的野战维修（计划内和计划外）。必要时，医疗装备维修人员还要负责维修运送伤病员的器具，

以及下列内容:

(1)按照维修配置图,排除设备故障。

(2)如果修理属于野战维修的范围,且手头有维修零部件,修复并返还该设备。

(3)如果修理超出了野战级别的维修能力,将设备上交给后勤参谋军官,以便运回医疗后勤连。

(4)如果设备属于关键设备,从负责保障的医疗后勤连拨发医疗备用设备计划物资来替换。

(5)如果需要零部件的设备不属于关键设备,通过医疗后勤渠道请领零部件。

在已部署的旅保障营医疗连配属前线手术队的情况下,医疗后勤连将派遣一个巡回维修队部署到旅保障营医疗连所在的区域。巡回维修队将与旅保障营医疗连及前线手术队一起靠前配置,为旅战斗队作战区域内的所有部队提供必要的医疗装备维修保障。巡回维修队可能比旅保障营医疗连还要靠前配置,从而为医疗后送平台和其他医疗资产提供保障。一旦维修任务完成,巡回维修队将立即返回到旅保障营医疗连所在的区域。

斯特赖克旅战斗队的旅保障营医疗连不设旅医疗补给办公室,也不像其他旅战斗队的旅医疗补给办公室那样全面配备医疗后勤保障参谋人员。但是,斯特赖克旅战斗队的旅保障营医疗连编配了医疗装备维修人员,完全有能力提供上述同样水平的医疗装备维修保障。

3. 医疗连(区域保障)(区域治疗班/队)

医疗连(区域保障)也装备伤病员救治所必需的医疗成套设备,这些医疗成套设备中的多种设备具有重要维修价值。与旅保障营医疗连一样,医疗连(区域保障)的所有医疗装备也需要向负责保障的医疗后勤连报备,司令部所有的维修报告也都应通过已核准的医疗维修管理系统提交。专业的医疗检测测量与诊断设备、医疗备用设备计划、医疗装备归还和伤病员运送器具都归口医疗后勤连负责维修。

隶属医疗连(区域保障)和医疗后勤连的医疗装备维修人员负责所有的野战医疗维修(计划内和计划外),包括医疗连(区域保障)管理的伤病员运送器具等资产。医疗后勤连的巡回维修队主要负责远离医疗连(区域保障)部署地域的医疗分队装备维修保障。医疗装备维修人员根据技术水平和可用的维修配置图中的检测测量与诊断设备进行设备故障排除。

（1）如果修理属于野战维修的范围，且手头有维修零部件，医疗装备维修人员将修复设备，并将其返还被保障部队。

（2）如果维修超出了野战维修的能力，医疗装备维修人员将向负责保障的医疗后勤连申请巡回维修队保障。

（3）如果设备是完成任务所必需的关键设备，负责保障的巡回维修队或医疗后勤连将拨发医疗备用设备计划的设备来替换。

（4）如果需要零部件的设备不属于关键设备，医疗装备维修人员将通过医疗后勤渠道请领零部件。

二、三级医疗救治机构医疗装备维修

担负旅以上梯次医疗维修任务的医疗救治机构包括医疗后勤连、战斗支援医院、医疗连（区域保障）和牙医连（区域保障）。在这些医疗救治机构中，战斗支援医院是唯一在旅以上梯次运行的三级医疗救治阶梯的医疗救治机构。

1. 战斗支援医院

战斗支援医院的医疗装备维修人员和卫勤维修技术人员负责其编配或配属医疗装备的野战维修工作，当与被保障部队一起部署时，还要承担同区域内配置的前线手术队所属医疗装备的野战维修。当前线手术队与卫勤连一起部署时，从卫勤连获得医疗维修保障。战斗支援医院以区域保障为基础，为特殊的和加强的医疗装备提供有限的野战维修。隶属或配属战斗支援医院的卫勤分队可能包括头颈治疗组（计算机断层扫描）、特别护理组、病理组、肾透析组、传染病组、急救班和治疗组。战斗支援医院还要维护伤病员运送器具，以及指定医疗装备和受援医疗救治机构或分队在已核准的医疗维修管理系统中的自动化维修记录。医疗后勤连为战斗支援医院提供持续维修保障及医疗装备维修人员。

2. 医疗后勤连

医疗后勤连负责维护医疗备用设备计划物资和伤病员运送器具，部署巡回维修队，并向旅战斗队、旅以上梯次区域内的部队（包括血液保障队）和区域内未编配医疗装备维修人员的部队提供野战维修和有限的持续维修保障。如果维修任务超出了维修配置图的范围，或者超出陆军条例界定的野战维修和持续维修保障级别,设备将通过补给渠道后送至医疗后勤连。

医疗后勤连配备所需的医疗装备维修人员和美国陆军准尉级别的卫勤维修技术人员。根据维修配置图的规定,这些人员都配备了适当的工具和检测测量与诊断设备,以执行野战维修和持续维修保障任务。医疗后勤连人员较多,装备比较先进,可同时部署 4 个人员装备满编的巡回维修队。医疗后勤连还负责维护其隶属的与该连作战区域内被保障医疗救治机构或分队的所有设备的自动化维修记录。

3. 医疗营(多功能)

医疗营(多功能)提供医疗后勤监督和医疗指挥控制,包括:提供运输;促进第Ⅷ类维修零部件和设备的在运可视化;派遣医疗巡回维修队;确保医疗营(多功能)各任务编组的医疗装备的质量控制;确定设备修理或更换的医疗维修优先事项;监控被保障部队的维修配送流程;协调电子、校准和自动化维修业务;指导医疗资产(零部件或设备)的跨部门调配;根据需要,签订医疗维修保障合同,整合东道国保障资源;协助维持和报告医疗装备的战备状况;确保可行的医疗装备维修;确保医疗装备维修人员的培训计划按要求完成。

4. 医疗旅(支援)

医疗旅(支援)医疗装备维修人员负责:

(1)规划医疗旅(支援)医疗装备维修和部队维修程序,并提供计划和指导。

(2)制订和评估支持战区任务计划的旅维修政策、维修训练和维修保障资源。

(3)管理维修零部件,维修医疗旅(支援)的所有医疗装备。

(4)编辑运行状况报告并指导报废医疗装备的处置工作。

5. 医疗后勤管理中心前沿保障队

医疗后勤管理中心前沿保障队向陆军军种组成部队司令部军医主任提供维修管理能力和咨询建议。医疗后勤管理中心前沿保障队的职责包括保持设备和战区内医疗资产的可视化,为资产的跨部门使用提供建议、调整运输、协调合同商保障,提供与美国本土自动化信息系统直接链接的接口。通过战斗伤病员救治医疗通信系统的自动化信息系统,对战区的维修态势实施管理和监控。

医疗后勤管理中心的医疗装备维修人员提供以下保障:

(1)建立并监督医疗装备维修信息系统的运行和体系结构。

（2）计划、组织和进行技术检查。

（3）医疗装备维修管理所有阶段的计划、监督和培训。

（4）制订操作规程，分析或解释有关战区医疗装备维修的技术数据。

6.医疗司令部（部署支援）

医疗司令部（部署支援）的医疗装备维修人员负责：

（1）为战区内各级被保障部队、参谋机构和指挥官提供专业咨询、指导和技术知识。

（2）评估和制订战区维修政策及培训计划。

（3）制订战区医疗装备保障计划。

（4）对医疗维修质量保障行动进行监督。

（5）协调、发布和执行维修指令。

（6）制订并协调有关战区物资保障和人员培训的实施计划。

98％以上的陆军医疗装备是成熟的商业产品，其维修往往不需要医疗目录内的非标准第Ⅷ类维修零部件。需要非标准维修零部件的部门可以通过美国陆军医疗物资中心（欧洲）网站或者美国陆军医疗物资局网站获得订购这些部件的指南。

在不能连接互联网时，应把第Ⅷ类维修零部件的申请直接提交到医疗后勤连或战斗支援医院。

三、美国本土医疗装备维修

支援战区医疗维修任务的美国本土机构包括医疗后勤管理中心基地、国家维修站点（医疗）和美国陆军医疗物资局。这些机构统筹考虑战略层次和野战或战术层次的医疗维修支援，通过监测战区的维修态势、预测国家层面的支援能力，确保战术医疗救治机构有能力向已部署的部队提供高质量的保障。这些机构负责保障和协调的领域包括后勤援助代表、维修零部件、维修合同、设备列装、制造商保障、培训、后方维修、质量保障、修改工作订单、工具和检测测量与诊断设备、计划管理协助。美国陆军医疗物资局设有3个医疗装备维修处，负责国家层面的医疗装备检修、改造和整修，通常在力量生成或培训阶段，使用医疗物资局的维修资产和医疗后勤连的医疗装备维修人员，或者采取美国陆军医疗物资局与地方企业签订合同的方式来完成。

第五章 验光配镜

医疗后勤视角下的验光配镜主要侧重于眼镜更换和框架修复等验光配镜勤务。验光配镜是预防性卫生勤务的一个重要方面,对于战备水平保持至关重要。缺乏眼镜(护目镜或一般眼镜、隐形眼镜、防护面具镜片和防护镜片)的支持,官兵的战斗力和作战效率就会降低。正确的眼部护理能够使官兵视力免受损害,迅速返回职能岗位。本章主要讲解战区中可用的验光配镜。

第一节 战区验光配镜

验光配镜包括制作单光和多光处方镜片;制作标准护目镜;制作航空护目镜;制作防护面具镜片;制作军事作战眼睛防护镜片;提供军事标准眼镜框架的修复;按照任务需求,为 AH-64"阿帕奇"攻击直升机飞行员或军事人员提供隐形眼镜。

验光团队和验光配镜实验室负责制作那些需要矫正处方镜片的眼镜和视力保护设备。更换眼镜和防护面具需要的标准单光镜片由战区、海上或固定设施的验光配镜单位来制作。如果验光配镜实验室不能满足处方要求,可以向美国本土或美国本土以外的具有透镜镜面处理能力的全程服务验光配镜实验室请领眼镜。非处方透镜属于第Ⅱ类物资,由军需官负责。

在部署之前,指挥官要确保每名官兵携带以下几项光学物资:2 副军事护目镜(1 副民用的或自选镜框的眼镜,也可能符合要求);1 副防护面具镜片或 6 个月的隐形眼镜补给(只有任务需要的时候);1 副军事作战防护镜片;1 副陆上作战眼镜或护目镜镜片。

验光师通过航空隐形眼镜计划为战役航空机构提供必要的支持。除非为了特定的医学或作战任务目的,否则不应在战区使用隐形眼镜。

需要验光配镜服务的官兵首先应向负责保障的营救护站或医疗连报告。

对于那些只需要常规更换眼镜或镜片的官兵,可以从个人的治疗记录中获得必要的信息,而后转发到负责保障的验光配镜机构。眼镜制作完毕后,先送到营救护站或医疗连,然后再分发给个人。

旅战斗队医疗连为保障区内的部队申请更换矫正眼镜。旅保障营医疗连通过适用的通信系统,向负责保障的验光配镜机构提交更换申请,并把眼镜发送给申请者。对于那些在旅以上梯次行动的单位,更换眼镜或镜框修复的申请由负责保障的医疗救治机构或医疗连(区域保障)提交。

医疗补给办公室一般不具备建制验光配镜能力,但可以将其作战区域内的验光配镜申请转达给有关单位。

一、验光分队

验光分队在区域保障时可为旅战斗队和旅以上梯次部队提供验光及验光配镜服务。验光分队隶属医疗司令部(部署支援)或医疗旅(支援),既可以配属于医疗营(多功能),也可以配属于旅战斗队。

验光分队适用于全域作战保障,必要时也用于保障旅规模的作战行动。验光分队由 6 名人员组成,可分为 2 个小组,每个小组都有能力为作战区域内的旅和旅以上梯次部队提供验光保障、折射度测定、眼镜制作、镜架组装和维修服务等限于例行眼科检查的支援。验光分队配置的基本原则是作战区域内每15000名官兵配置 1 个验光分队。

验光分队的能力包括:初步诊断和治疗眼外伤;检查、诊断和治疗与眼睛有关的失调、受伤、疾病和视觉功能障碍;装配、修理和制作单光眼镜。

如果当前库存无法满足处方或更换申请,超出了医疗营(多功能)能力,该处方或更换申请将被传回美国本土及海外的保障基地。若处方能够满足,则应传送到负责保障的医疗后勤连的光学实验室。

二、医疗后勤连验光配镜科

医疗后勤连验光配镜科在区域保障的基础上,负责为部队提供单光、多光眼镜制作和矫正眼镜的修理。如果当前库存无法满足处方或更换申请,超出了医疗营(多功能)能力,处方或更换申请将通过适用的通信系统传送给医疗后勤连,并把申请到的资源送回给申请者。

医疗后勤连向旅以上梯次部队提供有限的单光、多光验光配镜勤务。所有医疗后勤连验光配镜科申请的、无法得到满足的处方,都将传回美国本土或海外的全程服务验光配镜实验室,并把申请到的资源送回给申请者。

已部署部队和陆军诊所也可以协助海军眼科保障与培训机构,提供验光配镜保障。

第二节　光学成套设备

目前,陆军医疗补给系统中有 3 类光学成套设备,分别是:

野外作战光学成套设备:总成 324A(册列项目编号 N23712)。该设备用于光学检查,它取代了设备总成 1324 和 3324。

验光配镜部队便携式野战光学成套设备:总成 003A(册列项目编号 N22073)。该设备提供单光能力,它取代了设备总成 3003。

多光加强型光学成套设备:总成 006A(册列项目编号 P47705)。该设备为旅战斗队和旅以上梯次部队提供多光验光配镜。该成套设备包括用于多光镜片和有限的单光镜片制作所需的设备。这套设备还加强了部队便携式野战验光配镜设备(册列项目编号 N22073),规范了各救治阶梯的验光配镜。新的设备总成 006A 取代了设备总成 2006。

光学成套设备将由光学实验室专家(军职专业代码 68H)使用,隶属医疗后勤连。

第六章　血液保障

　　陆军血液保障系统是武装力量军种血液计划的一部分。作战动员令下达后,献血中心和美国本土医疗救治机构将在陆军血液计划军官的指导下,增加血液采集能力。这些机构根据食品药品监督管理局的指导方针和陆军条例的规定,采集、处理、准备血液和血液成分,并将其运往指定的武装力量军种全血处理实验室。本章将论述应急行动期间的血液保障,以及参与这一过程的组织和个人的作用和责任。

第一节　战区血液保障

　　战区血液保障包括基于美国本土的血液成分再补给。在部队集结期间或正在展开的战区,即时血液需求可能由预置的冷冻血液库存来满足。这些库存血液用于满足初始的血液需求,直到后勤系统有能力为战区提供血液成分为止。

　　血液和血液成分不是一般的补给商品,而是活的组织,需要特殊的运输和存储条件。航空运输是血液配送的主要运输模式。大规模作战行动中的血液保障是一个动态的、不断变化的过程,其主要影响因素包括严格的存储和处理要求、库存管理的限制、有限的有效期及创新的技术。

　　成功的血液保障必须做到严密组织和协调一致。其涉及的人员包括医疗后勤人员、操作和计划人员、血库工作人员、实验室工作人员、运输人员及主要的医务人员。

　　血液按成分进行管理,基于伤病员的伤势和具体情况按规定的数量使用。战区中可能存在的血液成分包括封装的红细胞、新鲜冰冻血浆、机采血小板和新鲜全血(只能在战区采集)。战区血液勤务包括各种任务及其组合。最重要的任务包括:①从美国本土接收血液成分。②存储、分发和配送血液成分到医疗机构。③紧急情况下,在战区采集和处理血液,以获取新鲜全血和机采血小板。在战区紧急采集新鲜全血,是在血液制品可用性未经过充分检验的情况下不得不采取的手段。④存储、处理、分发和配送指定战区内预置的冰冻血液成分。

一、联合血液计划办公室

战区血液保障主要是提供给美国军队的,经相关上级批准也可以提供给多国部队和本地民间医疗救治机构。美国陆军、海军和空军共同维护官兵的个人血液计划,以满足和平时期的正常需求。在应急行动中,作战指挥官将领导制订一个单一血液管理计划,以提供战区内的血液保障。该计划与美国本土血库系统相链接,可直接从指定的国防部联合军种计划接收血液成分。联合血液计划办公室负责:

(1)担任战区单一血液计划的管理机构。

(2)作为美国本土武装力量军种血液计划办公室的唯一接口。

(3)协调、监测,并确保根据食品药品监督管理局的指导方针和要求管理血液、维护联合行动区域内的成分采血计划、血液产品需求和能力。

(4)建立、组织并管理区域联合血液计划办公室。

(5)按照要求,向作战指挥官汇报血液补给的状况。

(6)根据战区司令部计划和作战命令,准备行动方案和联合血液计划的附件部分。

(7)向战区司令部军医主任提出有关血液和血液制品的管理、策略和程序方面的建议。

(8)协调战区司令部军种组成部队之间的血液配送。

(9)通过日常血液报告,监控战区司令部的血液状况。

(10)确立多余的和过期的血液处置或销毁程序,并发布指导说明。

(11)与战区司令部责任区内联合特遣部队的血液保障队、远征血液转运中心(美国空军)和区域联合血液计划办公室保持联络。

(12)制订战区司令部责任区内血液成分的装卸、存储和分配计划。

(13)合并血液制品的再补给计划,并将其提交至武装力量血液计划和联合后勤参谋部门。

(14)评估区域联合血液计划办公室的需求。

（15）协助战区司令部军医主任制订和宣传战区血液管理政策和程序，并提供指导。

（16）编辑地区血液报告并视情上报。

当需求超过战区资源供给时，作为战区司令部的血液计划部门的联合血液计划办公室将向武装力量军种血液计划办公室请求援助。武装力量军种血液计划办公室将向联合军兵种寻求支持，美国本土的国防部献血中心将采集和处理过的血液运到两个武装力量军种全血处理实验室的其中之一，武装力量军种全血处理实验室再把血液发送到位于战区内主要机场的远征血液转运中心（美国空军），远征血液转运中心（美国空军）一旦接收血液，血液就处于联合血液计划办公室的控制之下。

联合血液计划办公室建立区域联合血液计划办公室，用于：

（1）执行战区血液计划政策。

（2）以地理区域为基础，协调血液成分的使用和库存协议。

（3）指导血液成分从远征血液转运中心（美国空军）到血液保障队的运输。

二、血液保障队

血液保障队是医疗救治机构以及其他用户血液保障的直接来源。血液保障队根据联合血液计划办公室或区域联合血液计划办公室的指示，对其他军种医疗救治机构和非军事机构提供血液保障。血液保障队指挥官可以承担区域联合血液计划办公室的职责。战区初始的血液需求应通过多个渠道来满足，包括有限的战区内采血（通过血液保障队和医院）、初始部署的补给和预置的冷冻血液库存，这对于满足战区展开初期的需求是十分必要的。通常在战区展开10日后，就将形成完全基于美国本土的血液保障能力。随着战区的成熟，血液成分的主要来源将直接来自美国本土的血液基地。战区内的血液采集和处理，是为了提供紧急情况下的血小板制品和新鲜全血。战区内采血不会像美国本土献血中心一样实施严格的筛选和病毒标记测试。输入战区采集的血液制品的伤病员必须在输血后接受长达1年的人体免疫缺陷病毒和乙型或丙型肝炎的随访。经验表明，当血小板和（或）新鲜冷冻血浆可用数量不足时，战区内采血是需要大量输血伤病员的唯一选择。只有在二级和三级医疗救治阶梯才有不同级别的血液保障，一级医疗救治阶梯的医疗救治机构或营救所不提供血液或血液制品。通常情况下，旅医疗补给办公室并没有建制血液保障能力，但他们可以将作战区域内血液保障需求转达给担负保障任务的血液保障队。

三、二级医疗救治机构血液保障

旅军医主任确定旅的血液需求情况。血液库存和补给是旅保障营和区域联合血液计划办公室、联合血液计划办公室医疗后勤军官的职责。可供旅战斗队使用的血液成分只有包装的液体红细胞。血液保障队的前线小队（与医疗后勤连同位配置）为旅战斗队的医疗连或分队提供血液制品，大部分的紧急再补给需求来自旅保障营医疗连。

1. 旅保障营医疗连

旅保障营医疗连医学检验室专家将本级当前可利用的血液情况告知师军医部门的医疗后勤军官。师军医部门根据需要对血液制品的运输进行优先排序。考虑利用地面手段运输血液的时候，也要一并考虑利用航空手段运输血液的可能性。

2. 医疗连（区域保障）

医疗连（区域保障）的血液保障过程与旅保障营医疗连的血液保障过程完全一样。医疗连（区域保障）的医学检验室专家将该区域内当前可用的血液情况告知医疗营（多功能）的作战参谋军官。各区域保障治疗班的医学检验室专家是医疗连指挥官和治疗排长有关血液计划方面所有事项的技术顾问。医学检验室有能力进行有限的应急新鲜全血采集，作战参谋军官根据需要，对血液制品的运输进行优先排序。

每个医疗连都将保持可供战时使用的 50 单位包装的 O 型红细胞。在其他行动中，由师军医主任确定血液库存水平。血液保障队应为每个被保障的医疗连储备 30～50 单位包装的 O 型红细胞。血液库存水平将在必要时进行调整，以满足血液补给需求。

3. 前线手术队

前线手术队的血液保障包括数量有限的 O 型红细胞（液体），其数量取决于应急事件性质和预计的伤亡率。前线手术队仅拥有 50 单位的血液存储能力，需要频繁的血液再补给，血液库存管理和再补给行动要与负责保障的医疗连进行协调。

四、三级医疗救治机构血液保障

在战斗支援医院中，随着可部署的医疗系统血液实验室和战术可扩展方舱〔也被称为国际标准化组织（ISO）方舱〕的展开，血液保障能力有了很大的提高。国际标准化组织方舱是装备了可部署医疗系统的战斗支援医院所使用的硬墙方舱。

随着存储设施扩容、兼容性测试和多成分可用性增强，以及实验室军官和经过专业血库培训的军士的配备，战斗支援医院的输血能力得到了很大的改善。每个可部署医疗系统的冷藏库可以存储高达 480 单位的血液。

战斗支援医院血液库存的管理和再补给行动都需要与担负保障任务的血液保障队直接协调。血液库存按照 A、B 和 O 型，以及 Rh 阳性和阴性分组管理。战斗支援医院存储少量可供使用的新鲜冷冻血浆，有能力进行有限的紧急新鲜全血和血小板的采集，但没有对献血人员进行传染病检测的能力（除了可能有能力进行肝炎、人体免疫缺陷病毒和梅毒检测的快速筛查）。是否能使用战区内采集的血液进行输血取决于战区的政策。

如果战斗支援医院增大血液库存，就需使用配备可闻可视温度报警系统的大容量血库类冷冻库。存储新鲜冷冻血浆的冷冻箱需要进行监测。

第二节　血液存储和运输

血液存储和运输是血液保障的重要内容。

一、血液制品存储

将全血进行离心分离去除大部分血浆后就可以获取红细胞单位。红细胞可以液态存储，也可以以冰冻的状态存储，二者的主要区别在于存储的需求、保存期限和冻结与解冻所需的附加处理。红细胞处理过程中去除的血浆被迅速冻结，并被命名为新鲜冷冻血浆。此外，还可以使用自动化的血浆分离置换采集装置来获取血小板（参与形成出血部位堵塞的细胞碎片），这种采集装置只获取血小板，并且能够把剩余的血液回输给献血者。

血液存储的条件非常严格，对野战存储设施提出了很高的要求。存储各种血液成分所需的条件极为苛刻，一旦存储条件破坏，整个库存的血液都可能报废。战区血液成分的存储温度和存储期限,见表 6-1。

表 6-1 战区血液成分的存储要求

血液成分	存储温度	存储期限
红细胞(液体)	1℃~6℃	35 天或 42 天
红细胞(冰冻)	不高于-65℃	10 年
新鲜冷冻血浆	不高于-18℃	12 个月
血小板	20℃~24℃	5 天
新鲜全血	20℃~24℃	1 天

除以下条件外,运输血液成分的条件与长期存储的条件基本相同:

包装好的红细胞:运输包装好的红细胞时,可以接受的温度范围是 1℃~10℃。

新鲜冷冻血浆:一旦解冻,新鲜冷冻血浆必须在 24 小时内输入体内。运输新鲜冷冻血浆时,要使用干冰或一个可以保持温度不高于-18℃的系统,必须使血浆保持在冻结状态。

血小板:在运输期间,血小板必须尽可能保持在 20℃~24℃的温度范围,并且血小板无搅拌的存储状态只能维持在 24 小时以内。

技术手册规定了特制的容器和包装方法。新鲜全血采集 24 小时以后不应该再使用,因为凝血因子半衰期可能已经失效。

二、血液制品运输

在条件许可的情况下,应该通过空运运输血液。除非另有专门规定,Rh 阴性血液应占血液库存总量的 15%。血液配送系统要制订占战区内配送血液总量 15% 的 Rh 阴性血液的运输计划。战区内所有医疗救治机构也应该严格执行 15% 的比例。虽然医疗连的存储能力非常有限,但也要求库存的 Rh 阴性血液占到全部血液制品的 15%。

在运输期间,血液应持续维持在 1℃~10℃的温度范围内。距到期日 5 天的血液应该妥善冷藏保管并送回到血液保障队。

血液从持续保障地区运送到被保障部队,既可以由医疗营(多功能)业务部门与旅以上梯次调运控制中心协调来完成,也可以由回程医疗运输工具(空中和地面)来完成。通用航空营保障的空中救护直升机可以完成紧急血液补给任务。

三、血液报告系统

血液报告系统已实现了标准化,可报告血液需求投送、血液申请、血液库存信息,并提供战区内包括联合军兵种在内的所有军兵种血液保障部门行动的信息。武装力量军种血液计划办公室制订了使用美国联合信息文本格式的应急血液报告表。用于报告血液计划行动的2个标准化联合信息文本格式报告是:

血液报告:武装力量军种血液计划使用的血液库存、血液请领和投送要求的标准化报告。

血液运输报告:武装力量军种血液计划使用的血液运输的标准化报告。这份报告应由医疗救治机构使用,用于通知已发运血液的接收机构。

医疗连应向血液保障队提交次日血液申请,并报告当前血液库存状态,同时复制相关信息并发送给师和旅的军医主任。医疗连将根据上级指挥部确定的时间期限,合并血液需求并提交。

第七章　医疗设施规划与管理

大规模作战行动初期,战区正在快速展开,医疗设施规划及其管理是很有限的。而在应急作战中,则可能需要提供较多的医疗设施规划与评估,还涉及与东道国卫生部长或医疗救治机构的联络。随着作战行动的推进,战区卫勤系统逐渐趋于成熟,此时对医疗设施规划和管理的需求就会迅速增加。

战区医疗设施的规划、建设和管理都需要与军种组成部队司令部的副参谋长、信息作战参谋、民间后勤扩增计划的合同承包商、应急作战基地指挥小组,以及配套工程旅设施工程大队和分队进行密切配合。本章所述的医疗设施规划和管理仅限于部署的医疗救治机构所需的远征作战中不可或缺的临时建筑物的构建,以及基础设施的管理。本章将论述部署的医疗系统作为一种设施的使用问题,但不论述该系统的管理问题,也不论述通用和特殊用途帐篷以及野战发电机等问题。

第一节　医疗设施管理

卫生机构基础设施的管理和保障是一项较为复杂的工作,需要多个工程学科和专业(如木工、瓦工、电工、钳工和机工)之间的相互配合。医疗设施保障是一个复杂的过程,其主要影响因素包括:提供的医疗救治的层级;预计的保障时间的长短;建设资金的法规限制;作战规模(机动的和静止的)和可供使用的后送手段;战区的成熟程度,以及到战区外医疗救治机构的距离;部署到战区的技术(医疗装备)水平;战区中现有的建设、保障和工程能力。

医疗设施管理包括医疗设施的规划、组织、人员配备、指导和控制等。美国陆军医疗设施规划局在美国陆军医疗司令部司令官的领导下,负责统一管理陆军医疗设施寿命周期管理计划。美国陆军医疗设施规划局的任务是计划、设计并执行医疗设施资本投资解决方案,以加强卫生勤务和医疗建设,从而为现役官兵及家庭在军事行动持续期间提供保障。

提供医疗设施保障需要采取合理有序和协调一致的行动,涉及的人员包括医疗后勤人员、作战/计划人员、医护人员、工程人员、采购人员、资金或资源管理人员。

美国陆军医疗设施规划局设在美国本土,其职能是规划战区内的医疗设施以满足战区的需求。该局统揽从战略层到战术层的医疗设施规划工作,为医疗司令部(部署支援)、医疗旅(支援)、陆军军种组成部队司令部、军医主任办公室或联合部队军医主任办公室的前线部署医疗设施规划人员提供后方技术援助。这种后方技术援助包括规划和设计、作战行动展开时的临床方案、空间规划、设备规划、医疗系统规划、初始舾装和过渡规划、建筑和工程规划、协助准备(提供输入和审查)国防部表格 1391(军事建设项目数据)、成本估算、卫生信息系统(有关设施)规划。

第二节 各级作用与职责

随着战区环境及作战区域的快速发展变化,包括军事任务要求变化、美国和国际政治形势发展、东道国或被占领国家卫生勤务基础设施发展,以及当地威胁评估的变化,使得战区的使命任务呈现出了很强的流动性特征。因此,随着战区和作战区域的发展,其所需的医疗设施规划和管理保障也需要保持流动性。战区、作战区域司令部层次专业技术技能组合需求和医疗设施规划人员全面态势感知能力是流动性保持的基础,同时还需要后方支援,尤其是具有特定的医疗设施规划培训经历的参谋人员。

医疗设施规划人员将很有可能成为隶属联合/特遣部队军医主任办事处的参谋人员,该岗位的主要职能包括感知卫勤行动及医疗设施的需求,以协作的方式与战区层次的工程部门、基地保障部门、后方保障机构、合同签订部门、下属司令部层次的设施管理人员、资金流和东道国机构进行协调配合。通常情况下,医疗设施规划人员负责为司令部军医主任直接提出卫生勤务设施建设的建议,并在命令起草中提供咨询或支持。由于医疗设施规划人员所需的技能和知识非常多,为了保障其顺利执行任务,需要得到相关的后方支援。由于医疗设施规划人员的技能和经验不尽相同,对后方支援的需求也有所不同。预先确定隶属的医疗设施规划人员的能力标准并同步构建后方支援是非常重要的。

医疗设施规划人员的工作成效如何在很大程度上取决于其与旅以上梯次工程参谋人员所建立的工作关系性质。医疗设施规划人员向旅以上梯次工程人员就有关旅（营）救护所层级以上的所有医疗设施规划提供直接咨询和信息查询服务，以确保这些规划与战区或作战区域的医疗行动方案协调一致。医疗司令部（部署支援）编配1名医疗设施规划人员，医疗旅（支援）也编配1名医疗设施规划人员。在处置应急事件期间，可能不会部署医疗司令部（部署支援）或医疗旅（支援），联合特遣部队军医主任或医疗特遣部队指挥官将在需要时请求后方支援，或者在参谋机构编配1名医疗设施规划人员。

一、旅保障营医疗连

旅保障营医疗连的任务高度机动灵活，在许多情况下要在不同的地理位置分散展开工作，同时为旅的多个应急作战行动提供支援。旅保障营医疗连指挥官通过作战参谋协调不动产事宜，通过旅后勤参谋向担负保障任务的工程单位/分队申请超过当地工程保障能力的设施工程保障。超过当地工程保障能力的工作订单应该提交给连军士长，由其负责日常管理和监督。

二、医疗连（区域保障）

医疗连（区域保障）设施工程保障的过程与旅保障营医疗连设施工程保障的过程是一样的。医疗连（区域保障）指挥官通过医疗营（多功能）的作战参谋协调有关不动产保障需求的事宜，通过医疗营（多功能）的后勤参谋进一步申请超过当地工程保障能力的设施工程保障。超过当地工程保障能力的工作订单应该提交给连的军士长，由其负责日常管理和监督。

三、战斗支援医院

战斗支援医院的医疗设施管理需求及保障资源正在呈指数级增长。可部署医疗系统设备（包括战术上的扩展方舱和帐篷）的使用可能持续数月或数年，因此应把这些设备纳入设施规划和管理解决方案，并在其初始部署和远征作战使用期间进行严格监督。

配备可部署医疗系统的战斗支援医院应该使用国际标准化组织规定的方舱（硬墙方舱）。

战斗支援医院的设施管理机构编配 1 名公用设备使用和维护准尉军官。该准尉军官通常承担全部的维护任务(非医学),包括提供操作、维护和修理陆军公用系统的专业技术知识,还可能指派其他人员担负维修或设施管理职能。医院应该制订在可能的情况下将这种需求(战术或商业发电机)转让给民间后勤扩增计划或其他合同保障单位计划。战斗支援医院的其他医疗设施资源包括公用事业设备维修人员、停车场、洗衣和洗浴。

四、医疗旅(支援)

医疗旅(支援)编配 1 名医疗设施规划人员。医疗旅(支援)医疗设施规划人员负责监督对下属医疗救治机构的设施工程技术支持;协助医疗救治机构查明并制订项目需求;根据战区政策,制定旅设施管理与建设政策;通过医疗司令部(部署支援)进行协调,为美国本土的机构提供后方技术支持;协助上一级指挥部〔医疗司令部(部署保障)、联合特遣部队和陆军军种组成部队司令部军医主任〕规划和管理医疗旅(支援)以外的医疗设施规划和建设;与战区信息作战参谋人员一起,协调设施工程保障、基地总体规划,以及医疗救治机构和卫生勤务基础设施延伸或长期的持续保障事项。

五、医疗司令部(部署支援)

医疗司令部(部署支援)编配 1 名卫生勤务物资军官或医疗设施规划人员。医疗司令部(部署支援)的医疗设施规划人员担任战区内卫生勤务设施规划的后勤主官的首席顾问。这一级别医疗设施规划的责任包括:协调医疗设施的需求,并把该项需求纳入联合工程规划与执行系统;基于作战计划,生成分阶段的设施需求;提供临时设施的可行性评估和建议;提供特定的医学基础设施需求,以协助任务分析和行动方案的制订;实时监控、跟踪计划/项目的执行情况;应急作战完成后的医疗设施处置或向属地国家实体转让;整合美国国防部或多国部队多个部门中的卫生勤务物资的供应。

六、非医疗设施工程保障

根据联合特遣部队陆军组成部队和持续保障基地的规模,军事基地(驻军)、应急作战基地及其他位置或站点的设施工程保障可能存在很大差异。一般情况下,应急作战基地应该有专门的基地指挥官负责协调不动产、设施、土地使用或设施工程保障方面的需求。某个层级的工程保障既可以用于直接协助基地的基础设施管理部门,也可以在区域保障的基础上予以支援。提供这种保障的设施工程分队或大队履行类似于美国本土和海外驻军中的公共工作部职能。根据应急作战基地的规模和战区的成熟程度,还可以使用其他的工程部队〔陆军工程旅、海军建筑部队(海蜜蜂)、空军设施工程部队/红马中队〕、民间后勤扩增计划建筑勤务和其他合同工程保障。

合同保障可能因战区的规模和成熟程度的不同而存在很大的差别。在较大的战区,美国陆军工程兵部队可能按照地区和行政区划分来承担建设项目或签订合同,具有一定规模的获批军事建设项目可能由已经建立的海外行政区(如美国陆军工程兵部队跨大西洋项目中心或欧洲区)来管理。应协调和制订一个对项目时间、质量和成本约束提供最好支持的方案。在确保能力和所需的专门技术设备可获得性的前提下,应尽可能接近战区签订合同并执行。合同授权的采购和执行也可能是规划过程的一部分〔如战区之外的发展和签订合同的需求,以及设计和(或)建设合同的授权机构在战区内的转移〕。

应急作战中的初始舾装(也被称为固定装置、设备和附件)和较大医疗设施项目相关的过渡型开支的资金保障与典型医疗军事建筑项目的资金保障方式是不同的。应考虑和协调资金保障问题以确保作战设施的各项要求能得到满足,包括高于大多数美国本土医疗救治机构的非保密和保密(秘密和绝密)层级的通信需求。

第三节　战时医疗设施规划

应急作战期间的医疗设施规划与非应急环境下的医疗设施规划类似,但需要考虑一些独特的因素,因为这些因素影响着每个应急设施的规划过程。野战条令和联合出版物提供了适用于应急作战卫生勤务设施规划的基本建设标准和工程规划指南。本节着重论述营救护站以上的应急作战医疗设施规划和执行。

在设施耐久性与可维护性(质量)、施工时间(计划)、应急作战任务与变化性质的成本之间达成平衡很重要。在一个对抗激烈的战区或作战发展的早期阶段进行重大的医疗设施投资是不明智的。环境向更稳定(后勤上、军事上和政治上)态势发展的趋势可能会影响医疗指挥官调整医疗设施以满足作战需求的决策。

对应急作战设施的要求可能有很大的差异,这取决于作战节奏、军种下属机构的设施人员配备、战区或作战区域的演化性质、当地的基础设施、威胁等级以及当地维护既定设施类型的能力等。

一、设计考虑事项

军事设计人员应了解本地的建筑标准和特定区域内的常用材料,以灵活使用当地材料和替代材料。如果仅从后勤角度考虑,许多设计可能无法实现。例如,为适应各种气候条件(沙漠、热带和北极),对战区建设管理系统的设计进行了调整,却导致了该系统无法兴建,因为所需的建筑材料在该地区无法获得。虽然合适的材料也可以从美国本土提供,但是美国承担该义务的能力水平或时间跨度可能不支持该项行动。工程人员已经制订了考虑地区要求和标准的特定战区设计手册,如《欧洲司令部战区建设标准红皮书》和《美国中央司令部标准黄皮书》。这些参考出版物提供了拟推荐的、最低限度的、非常具体的在这些区域内规划设施建设的注意事项。

设计人员还必须了解适用于战区的应急建设标准。联合出版物提供了联合应急建设标准,作为对战区内工程人员进行初步规划的指导意见,强调了早期规划行动的必要性,以便随着作战的进展使其落实到更加长久的设施。

基地营房建设的联合建设标准基于设施的预期使用寿命,被分解成应急阶段和持久阶段2个阶段。国防部的建设代理部门,如美国陆军工程兵、海军设施工程司令部或其他美国国防部批准的机构,是设计、授予和管理支持持久设施施工合同的主要部门。在这两个阶段中使用的施工标准如下所示:

1. 应急阶段(0～2 年)

建制建筑(初始标准建筑子集)是在没有外部工程人员支持的情况下,利用建制的设备和系统或东道国的国家资源应急建造的。建制建筑预期使用90天以上,也可能使用6个月。建制建筑通常提供给早期介入的初始部队和机动部队使用,直至外部工程人员和物资抵达。

初始标准建筑是最低限度的或简朴的设施,其建设需要的工程人员最少,并简化了材料的运输和使用。该标准建筑的目的就是让抵达战区的部队能够立即使用,并且可以用到 6 个月。对于过渡性的任务机构来说,这样的建筑设施在作战过程中可能需要系统升级,或更换更坚固或更持久的设施。

临时标准建筑是具有最低限度的材料替换性或可用性的设施,需要的工作量最少,其使用期可达 24 个月,也可以升级到持久阶段的标准,使用期可延长至 5 年。临时标准建筑为持续作战行动提供保障。在某些情况下,随着作战行动的发展和作战任务的迫切需求,可以对初始标准进行更换。应作战指挥官的要求从作战开始就使用临时标准建筑是非过渡性任务机构的典型做法。

2. 持久阶段(超过 2 年)

半永久性建筑,是利用精选的适当效率能源、适当寿命周期维护成本的材料与系统来设计和建造的。半永久性建筑的寿命超过 2 年而少于 10 年,是否使用这种建筑取决于作战持续时间的长短。在考虑政治形势、成本、生活质量和其他标准的基础上,可以根据作战指挥官的指示在开始阶段就使用这种建筑。

永久性建筑,是利用精选的高效率能源、低寿命周期维护成本的材料与系统来设计和建造的。永久性建筑的寿命超过 10 年。这种建筑的标准还应考虑后续处置和使用问题,以及支持东道国重建该设施的一些长期目标问题。永久性建筑的建设必须得到作战指挥官的专门批准。

建筑使用寿命时间表提供了一个标准的框架,在确立初期建设标准(可能需要根据情况进行调整)时,应该使用这些时间表。联合设施利用委员会也应该定期对建设标准进行重新验证。最终,由作战指挥官根据位置、可用的材料以及其他因素来确定具体的建设类型。医疗司令部(部署支援)的医疗设施规划人员应与战区工程规划人员协调,为每项需求推荐最可行的解决方案。医疗设施规划人员还应考虑建设标准和规划过程中的其他因素。

二、医学考虑事项

在联合行动保障中应考虑军种标准设计,因为军种标准设计是军种组成部队通用工程规划人员工作的起点。因作战、环境和特殊的位置条件或客户的独特需求变化,可能对设计进行修改。军种标准设计的例子可以参见陆军战区建设管理系统和海军前进基地功能组件系统。野战条令概述了陆军应急施工注意事项及其他通用工程规划指导。

预期的冲突持续时间越长,使用固定保障设施进行医学治疗的需求也就越大。无论是临时的医疗设施,还是固定医疗设施规划,都应该考虑环境因素,并且这些考虑的重要性随着时间的推移而逐步增加,并且在整个作战过程中应该尽早考虑并采取措施,尽可能减少环境因素带来的负面影响。这些医疗设施必须具有治疗应急行动期间人员遭受的损伤和其他健康问题的能力。核生化放环境设计也必须考虑,确保伤病员在战区内能接受快速、高质量的治疗,缩短重返责任岗位的时间。

随着战区的成熟或应急事件的发展,对临床和作战需求能够提供更大支持的电厂机械设备的使用和改善工作,以及确保环境安全的工作,将变得越来越重要。医疗设施应该能够在适当的地点提供适当的医疗能力。应该通过不断的质量和安全改进,使得设施清洁和耐用,同时具备可靠的电力、水源、照明、温度控制、公共广播和伤病员护理系统。部队应该使远征或初始设施(普通帐篷和可扩展的、模块化的宿营帐篷)自然过渡到临时的或半永久的(提前修建的或现场修建的)设施。

医疗保障水平因诊所和医院类型而异,这一点在规划基地或营地时就应考虑进去。从战地救护所到诊所(牙科和医疗)再到战斗支援医院,其特点各不相同。实际需求与使命任务、医疗和牙科保障需求及司令部的预期直接相关。应将医疗设施视为流动的、反应灵敏的资产,以为逐步发展的战区提供保障。

三、初始或远征设施解决方案

远征设施解决方案包括卫生排和医疗连的建制帐篷、构成可部署医疗系统的普通帐篷,以及可扩展的模块化宿营帐篷和可扩展的国际标准化组织标准集装箱。这些解决方案都侧重于最少的现场建设需求(通常有稳定房基、通道、进出道路、停车位和极简的公用事业基础设施),能够在现场进行快速的组装。

鉴于责任地域内不稳定、易变化的环境,远征设施工程应该包括尽可能多的独立公共保障设施,包括饮用水储存容器,100%满足设施荷载的连续发电机和污水采集箱。远征设施和可部署的快速装配居所或可部署的医疗系统一样,通常不是加固设施。如有必要,根据威胁的情况,这种非加固设施应该由其他措施(如 T 型墙和架空的排水系统)加以防护。远征解决方案中的机械系统在地面建设和维护上都是最小的。在需要专门的机械系统来保障卫生勤务任务时,通常倾向于采用从一个房间到另一个房间的方法,而不是倾向于整幢建筑系统的解决方案。在易变化、不稳定的应急作战持续期间,这些设施有望得到更换(整体或部分)。此外,这些设施通常不配备集中的灭火系统,采用的是可最大化疏散的设计和局部的灭火装置(A 型、B 型或 C 型灭火器)。

可部署医疗系统这一设施解决方案是军事医疗部门在整个美国国防部范围内使用的建制设施。这一设施解决方案是机动的、可展开部署的、模块化的(因而可扩展)、能够重复部署的、现有的(不需要立即采购)和协调的,并配备了相关的医疗装备。这一设施解决方案在耐久性和生存能力方面也有局限性,通常在双频电压系统(110 伏/220 伏和 50 赫兹/60 赫兹)下运行。但是,为加强关键医疗能力而采购的商用现货设备通常限于使用 110 伏/60 赫兹。支持两个平行的电压系统可能比其他类型的远征(甚至持久)设施的解决办法花费更多。在没有可部署医疗系统的情况下,应考虑使用现有的医疗救治机构或便于医疗救治机构使用的设施。

四、临时设施

临时设施的解决方案包括从临时营房、低端预制拖车,到专为医疗使用而设计和建造的高端预制组合式建筑或钢框架结构。每一种设施都可以针对环境提供更高水平的防护,是各种类型的建制帐篷设备不能比拟的,如可部署医疗系统解决方案中的普通帐篷、可扩展的模块化宿营帐篷。这些解决方案也可能包括可部署医疗系统的配置单元,如国际标准化组织标准的放射科集装箱或拖车,配置单元通常是围绕一个模块化平台设计的。

可部署医疗系统以外的设施解决方案通常包括多个地点的基础设施的建设、某一层次的合同保障、设计、施工与初始舾装设备和过渡期成本。这些解决方案可能还需要不断增加超出军事部门能力和资产的维修保障工作。虽然可部署医疗系统以外的解决方案是可扩展的,但是这些解决方案的扩展越来越困难,因为所需的公用事业设备及建筑材料不易获得。临时建筑对任务的适应性不强,因为拆卸和运输能力明显不足。必须综合考虑这些因素,以确保用户(医疗)、资源管理人员和工程技术保障人员能够适当地平衡成本、进度和质量。

虽然每个单独解决方案的预计使用期限和质量可能各不相同,但是一般都很重视预期使用期限,并强调在耐用性和质量上与任务相适应。通常在应急环境下,由于作战行动发展迅速,因此可以减少耐久性以节约成本,并允许设施解决方案根据不断变化的任务需求而进行频繁的调整。

应指出的是,临时设施在某些方面可能会与卫生勤务设施中的半永久性标准重叠,使它符合(在护理质量、伤病员和工作人员安全、环境乃至经济性等方面)半永久性标准的主要要求,但仍处于临时标准的参数范围内。这些设施可能包括(但不限于)室内装饰、灭火系统、管道医用气体系统(特别是氧气)、压缩气体和抽吸设备(主要用于永久性基地营地保障)。因此,在这些设施建设时应主要关注效能(护理质量与伤病员和工作人员安全)问题。

初始标准系列中的建制设备也可能被保留并纳入临时设施解决方案,比如可部署医疗系统 ISO 标准方舱的再利用。再利用的好处就是在需要维护或进行现代化改造时,能够迅速替换或重新安装。如果该设备是大型总体设备或当地建设手段不能满足关键设施建设需求时,这一点就显得尤为重要。

五、半永久性设施和永久性设施

在基地营地或前线作战据点的寿命周期内,授权建造的设施可能从初始标准的设施升级为半永久性设施,也可以根据作战需求,立即建立任何级别的设施。建设半永久性和永久性标准的设施包括临时营房、现场修建的建筑物,以及根据预期寿命而预制的建筑。

永久性设施,是利用精选的高效率能源、低维护与寿命周期成本的材料及系统来设计与建造的。永久性设施的寿命超过 10 年。永久性设施解决方案指的是传统建筑,由美国政府担保并推荐且无限期地保持在特定位置上的确定存在的设施。如果医疗任务被确定为稳定的和可预测的,就可能会选择永久性设施解决方案。永久性设施解决方案应与美国本土永久性卫生勤务设施保持相同的设计和施工要求。因此,在建造永久性设施时,应考虑当地的建筑技术、可用的材料和维修技能。由于永久性设施的灵活性大大降低,施工与维护的复杂性以及成本大幅增加,因此通常不推荐在应急作战中使用永久性设施。此外,在大多数应急作战行动中,永久性设施都不能有效满足医疗任务的节奏要求。表 7 - 1 列出了初始、临时和半永久性卫生勤务设施的一些例子。

表7－1 初始、临时和半永久性卫生勤务设施示例

建筑类型	初始（远征）	临时	半永久性
医院	可部署医疗系统的医疗物资设备；部队战术发电机；建制环境控制部件；给水站和水囊；燃料囊	临时营房；金属预制建筑物；模块化建筑系统或临时建筑物；冷藏集装箱；战术发电机；高低电压配电；关键系统的自动传输和备份不间断电源；现场应急中间气体配送；饮用水生产和加压的水分配系统	现场修建的建筑；金属预制建筑物（2～10年）；预制的砖石建筑物（10年或以上）或临时建筑物；非战术的或商用电力；高低压和自动传输/备份不间断电源；密封加压的饮用水配送系统；有限的管道中间气体（氧气、空气、真空）配送系统（仅在永久性位置）
诊所	部队帐篷；部队战术发电机	具有手动转换开关的备份发电机	现场修建的建筑；重新安置的建筑；模块化建筑系统或临时建筑物
诊所（具有前线手术能力）	部队帐篷；部队战术发电机	具有转换开关的备份发电机；东南亚临时营房；模块化建筑系统；预制的建筑	与诊所相同；具有自动转换开关的备份发电机；有限的管道气体（在永久性位置和工作量业绩要求）
救护所	部队帐篷；部队战术发电机	临时营房；模块化建筑系统；预制的建筑	现场修建的建筑；重新安置的建筑；模块化建筑系统或临时建筑物
牙科诊所	部队帐篷；部队战术发电机	临时营房；模块化建筑系统；预制的建筑	现场修建的建筑；重新安置的建筑；模块化建筑系统或临时建筑物
兽医诊所	部队帐篷；部队战术发电机	临时营房；模块化建筑系统；预制的建筑	现场修建的建筑；重新安置的建筑；模块化建筑系统或临时建筑物
医疗前线配送仓库	部队帐篷；建制环境控制单元	备用发电机；便携式制冷医用冰柜	备用发电机；便携式制冷医用冰柜
医疗后勤仓库	部队帐篷；建制环境控制单元	备用发电机；便携式制冷医用冰柜	备用发电机；便携式制冷医用冰柜

六、医疗设施规划

医疗设施规划过程提供了一个框架,在这个框架下,可以从计划编制和程序编制两个方面来设计医疗救治机构工程项目。野战条令、联合出版物和战区特定标准中解释了通用工程项目的开发步骤。卫生规划小组由来自美国陆军医疗设施规划机构的参谋人员组成,该小组能够提供医疗设施规划过程所需的临床、作战、后勤和设施等各种产品。以下是可以为卫生勤务活动的发展、决策和执行提供帮助的相关文件列表:作战的临床方针;空间计划;设备计划(逐个房间);概念/功能设计(10%);初步舾装预算;具体医疗房间引导板。

这些文件制订后将立刻提交给战区工程人员、建设代理(美国陆军工程兵部队或海军设施工程司令部)、临床人员、合同人员和医疗后勤人员。

作战的临床方针是一个指导工具,医疗设施规划人员使用这个工具理解核心能力、勤务的范围和医疗救治机构内的相互作用。作为基础性文件,作战方针为医疗设施项目的设计开发提供指导,并为设计顾问提供未来设施的概念视图,以及新的或改造的空间内要提供的勤务范围。作战方针采用叙事的方式来论述一个地区是如何运作的,它允许设计人员进入新的领域观察行动运行情况。它应该论述以下功能元素的整合情况:使命任务、服务对象、服务范围、人力、设备、补给、交通模式、程序性政策、毗邻区域。

实际上,作战方针有助于简化有关医疗救治机构日常运营的复杂性。作战方针还为多学科功能区之间的规划提供协同,并保持其一致性,以避免医疗计划人员、临床军医、工程人员或后勤人员的相互误解。

设计程序源于作战方针,与作战方针直接挂钩,逐个房间、逐个部门地列出对整个设施的空间需求。设计程序把作战方针中概括的临床和作战能力、人员和其他功能需求转化为开发一个可行的解决方案或设计方案的设施空间要求。空间计划或设计程序基于国防部空间规划准则。美国国防部空间和设备规划系统是一个自动化的卫生勤务项目空间和设备规划工具。该系统基于问题输入,使用一系列的数学和逻辑公式来创建一个基线空间程序,还可以为空间规划准则和设备指南驱动的卫生勤务项目生成设备计划,并进行成本评估。

空间计划的审查、优化和批准是一个迭代的过程,参与的医疗设施规划人员、临床人员和工程技术人员从美国陆军医疗设施规划机构获得后方支援。空间计划用来评估和完善空间规划的主要标准,包括范围(实用性和数量)和成本

（受项目资金的限制）。引导板是包括设备、家具和器材位置的详细建筑布局，可用于标示医疗救治机构设置中普遍存在的功能房间布局。

如前文所述，医疗设施规划过程是一个迭代过程。该迭代过程论述了应急作战期间作战方针和医疗救治机构所提供的医疗保障的勤务范围记录。鉴于卫生勤务领域的快速变化（尤其是在大型的、迅速成熟的战区），一个清晰明确的作战方针和准确的勤务范围对于医院指挥官和医疗计划人员来说是必不可少的。

医疗设施需求制订所采用的高度结构化的协作方法始于作战的临床方针。作战方针一次又一次成功地将临床能力转换为建筑系统和支持建筑系统所需的设施空间。需求制订过程中最初的时间投入、之后的审查和修改过程详细描绘了临床需求和作战需求，这些需求又成为空间、建筑系统、设备、功能安排及财政合理性的权威来源。

七、任务需求和设施同步的注意事项

在应急作战中，随着战区的发展，某一地点的设施态势可能会随着时间的推移而逐渐成熟。卫生勤务设施进化的一般过程，可能是从初始阶段进化到临时阶段和半永久性阶段，最后发展到永久性阶段的解决方案。此外，战区内的形势或某一地区的形势可能会加速从可部署的医疗系统到更持久的设施解决方案（如与医疗使命任务或更高的作战区域安全需求相适应的可快速和最小转换的临时建筑）的进化过程。

平衡耐久性、施工时间和成本是每个医疗设施项目都要考虑的因素。许多应急作战态势下需要快速更换医疗保障设施，以满足卫勤任务的实时需求，而那些更为持久的设施建设解决方案无法及时满足这种卫勤任务的要求。设施需求可能是动态变化的，直到作战区域达到稳定状态为止。过早地使用昂贵的或不灵活的卫生勤务设施可能会影响调整或更换现有设施的能力，难以满足当前医疗任务的需要。复杂建筑解决方案也可能不切实际，不能从功能上一直持续保障到作战区域达到稳定和成熟状态。

制订设施规划时，评估所需设施的时间框架至关重要。在这个框架内使用设施用于辅助决策、确定设施类型和完成使命任务的要求才是有意义的。每种类型设施所需的施工时间都应该包括项目定义和设计所需的时间。一般来说，设施的解决方案越持久越复杂，设施达到可使用状态前的施工时间就越长。

设施解决方案不同,成本可能会有较大的差别。对成本影响较大的因素包括作战区域的稳定程度、材料的可用性、技术娴熟的工匠和设施的复杂程度等。应急作战中,在当地保障能力不能建设复杂的基础设施系统的情况下,唯一可行的持续保障解决方案可能是通过签订合同来获得战区以外的保障。威胁等级的提高也可能会使这一过程复杂化。

其他注意事项包括医疗装备的选择及其维护能力。通常情况下,医疗应急行动需要双重的电源和电压保障,这可能会增加相对持久医疗设施的复杂性和费用。

第八章　医疗后勤保障行动

为部队实施医疗后勤保障通常需要在多种作战背景下进行。这些医疗后勤行动以信息为主导，医疗后勤物资需求信息逐级向上汇总，物资分发信息逐级向下分散。战略、战役、战术医疗后勤相互衔接，以信息系统和配送装备为依托，整个医疗后勤力量体系高效运行，特别是全球配送系统，对于医疗后勤尤为重要。作为医疗后勤保障而言，关键是在适当的时间、适当的地点，提供行动所需的医疗后勤物资，并尽可能实现全资产可视。

第一节　医疗后勤保障层级

在整个医疗后勤保障行动中，关键是建立战区配送计划，构建从战术层面到战略基地层面的供应链。医疗后勤保障层级则主要包含了战略、战役和战术3 个层级。陆军推动模块化转型以来，配送系统从基于补给向快速响应转变，传统的梯次配送向预先配置转变，单一军种分离保障向区域联合保障转变，直达保障定额储存向无定额储存转变。

一、战略医疗后勤

战略医疗后勤重点包括汇总医疗后勤保障需求；确定可供分配的医疗后勤物资；采购、包装、管理和配置医疗后勤物资；协调物资进入战区和转运区。战略医疗后勤要注重多渠道筹措物资，这些渠道包括东道国、陆军预置库存、合同商和联合部队以及多国部队。

通过国家库存控制系统，国防后勤局、美国陆军物资司令部、美军运输司令部、美国陆军医疗司令部和一些其他机构可以履行战略层面的物资管理职能。上述这些机构，与各战区司令部一起，通过各军种组成部队司令部，制订计划来满足战区的补给需求。它们是连接战略基地和战役基地之间的桥梁，负责向配送系统投入各战区所需物资。

部队部署和作战开始前,战略医疗后勤初期保障需求难以确定,即在何地、如何预置医疗后勤物资,为战区保障提供最大的灵活性。特别是国内工业部门,是绝大多数医疗后勤物资的提供者。

国防后勤局承担国防部后勤许多职能业务股,主要是与国防工业部门对接。国防后勤局也是给养、石油和资产处置的全球一体化管理机构。资产处置职能具体由国防再利用管理办公室承担。

美国陆军物资司令部是陆军物资保障需求的协调机构。因此,美国陆军物资司令部扮演着许多角色,但最重要的角色是陆军维修行动的管理者、常规弹药国防部单一管理者、陆军工业部门管理者、陆军预置库存管理者和陆军后勤民事加强计划管理者。

美国陆军物资司令部作为陆军预置库存管理者,其地位作用非常重要。因为冲突一旦发生,陆军必须迅速部署,预置保障程序必须到位,以支持这支部队的行动,直到工业基地能够做出反应,并且建立起交通线。陆军预置库存可能用来应对这些挑战。按照国防规划指南的要求,建立这些预置库存,能够最低限度地保障和装备部署的部队即可。大规模作战行动的发布权限通常在于参谋长联席会议主席或陆军参谋长。对于小规模的应急行动,陆军物资司令部通常拥有发布权限。

陆军预置库存由战斗登记系统进行管理,美国陆军物资司令部利用陆军战争储备部署系统,持续更新战斗登记系统信息。

虽然美军运输司令部不是补给品的提供者,但是它承担把物资运进战区的任务,并提供运输方式。美军运输司令部建立和维持联合总资产可视化,在全球范围为美军的部署和持续保障,提供通用的空运、海运和陆地运输。美军运输司令部、国防后勤局/美国陆军物资司令部和为战区提供持续保障的其他机构,协调彼此的保障活动,共同完成战区司令部的整体保障任务。

为提高战略医疗后勤能力,自动识别技术被大量运用。该技术可提供物资实时数据,如按国家库存品编号物资的总数、仓库设备和补给品的状态、商业供货商、当前在运的库存物资和预置物资。

医疗后勤保障通常由各军种负责。然而,在联合作战中,单一综合医疗后勤管理机构可由作战指挥官指定,为战区所有军种和多国合作伙伴(根据指示)提供集中的医疗后勤保障。确立单一综合医疗后勤管理机构,目的是提高补给链的效率,同时缩小战区医疗后勤规模,实施集约化保障。单一综合医疗后勤管理机构使命任务的开展,取决于作战部队部署的阶段顺序。作为医疗后勤需求主要提出者,陆军已正式承担了国防部任务,即通过设在欧洲和韩国的医疗后勤中心,履行平时单一综合医疗后勤管理机构职责。

单一综合医疗后勤管理机构向战区内(海军海上力量除外)的所有联合部队提供第Ⅷ类物资(医疗补给品、医疗装备维护和修理、血液管理和光学配镜)保障。在战区建立后期,可向海军医院船提供通用医疗补给品,对其实施医疗后勤保障。

单一综合医疗后勤管理机构根据指示,与陆军军种组成部队司令部军医主任、国防部执行代理和负责战区医疗物资牵头代理(如果指定)一起,协调制订战区医疗后勤保障计划,并确定给战区前线医疗分队和所有指定单位提供医疗后勤保障的其他需求。单一综合医疗后勤管理机构的任务都是具体明确的,取决于被保障部队的组成和战区间配送的复杂性。

二、战役医疗后勤

战役层面的物资配送包括物资请领或获取、接收、存储、防护、维修、配送和回收。在战役层面,当前部队行动开始对持续保障机构产生重大影响。这些机构包括陆军军种组成部队司令部和战区持续保障司令部,及其主要的后勤参谋机构。战区持续保障司令部,与配送管理中心一起,承担战役层面陆军补给品配送。然而,为了实现从战略层面向战役层面的平稳过渡,战略基地通常部署其一部分力量,以作为战役保障力量。例如,为了确保给战区司令部提供及时的保障,国防后勤局可能会派出应急保障队,美国陆军物资司令部可能会部署后勤保障分队。这种做法有时被称为战区战略持续保障。

战役层面的各种持续保障机构都需要承担一定后勤职责。作战指挥官在建立战区保障系统时,可以有多种组合选项。例如,作战指挥官既可以按照需求主导的原则,也可以按照力量主导的原则,来区分各个军种的联合保障任务。陆军通常被指定承担战区油料保障任务。战区持续保障司令部根据指示,为陆军和联合部队提供特定的持续保障。

战区医疗物资牵头代理和单一综合医疗后勤管理机构一样,由作战指挥官指定(与美国国防部执行代理协调)。战区医疗物资牵头代理是大规模战区医疗配送的节点,并为客户提供医疗后勤和补给链管理的界面。战区医疗物资牵头代理也是被保障客户与众多国家级工业伙伴之间的单一联系点。它与支持战区司令部后勤计划的战区运输和调度管理机构密切协同,负责存储、管理和配送医疗物资。

战区医疗后勤牵头单位为战区司令部提供战区级或战略级医疗物资管理和配送。单一综合医疗后勤管理机构的任务则是把补给链向前延伸到支持战术部队行动的战区。

三、战术医疗后勤

所有保障活动,都需要战术层面进行计划和协同。战术保障机构需要不断调整以满足具体的战术需求,需求的时效性日趋增强。因此,战术保障高度依赖于灵活而快速的配送和态势感知能力。配属给持续保障旅的保障单位具有模块化结构,旅保障营也是模块化和多功能的。旅战斗队的战术保障单位编制是固定的,通常与被保障部队一起部署。这种类型的保障关系基本不发生变化。

第二节 战区医疗后勤管理

战区医疗后勤管理涉及多个保障机构(单位),主要包括陆军医疗物资局医疗后勤保障队、医疗司令部(部署支援)、医疗旅(支援)和医疗营(多功能)。

一、医疗后勤保障队

医疗后勤保障队由美国陆军医疗物资局负责部署,保障作战区域陆军预置库存物资的接收、集结、前运和集中。医疗后勤保障队提供医疗物资和医疗装备维护、设备登记以及航空卸载港/海上卸载港的接收转运保障。医疗后勤保障队为正在部署的作战部队提供完成预定任务所需的预置医疗物资装备。

此外,医疗后勤保障队可根据任务情况部署相应分队,承担与陆军军种组成部队司令部、医疗司令部(部署支援)和陆军野战保障旅的联络。如此,医疗后勤保障队能够专注于陆军预置库存管理。

二、医疗司令部(部署支援)

医疗司令部(部署支援)是战区内保障陆军军种组成部队司令部的高级卫

勤指挥机构。医疗司令部(部署支援)提供战区医疗力量,实施卫勤指挥控制,为已部署部队提供高质量的卫生勤务支援。医疗司令部(部署支援)是一个区域性专业司令部,通常每个战区设置1个医疗司令部。医疗司令部下属医疗旅(支援)和(或)医疗营(多功能),具体负责卫勤保障行动。此外,医疗司令部还派出前沿外科手术队或被保障部队所需的其他力量。医疗司令部(部署支援)是多功能模块化卫勤指挥控制机构,由1个主指挥所和1个作战指挥所构成。主指挥所和作战指挥所能够为战区司令部提供可扩展的卫勤指挥控制。作战指挥所作为医疗司令部(部署支援)的派出机构,可以进行早期部署。部署主指挥所的目的是加强作战指挥所。主指挥所也可以不部署,只作为医疗司令部(部署支援)机关的卫勤指挥控制分队。模块化的主指挥所和作战指挥所具有100%的机动性。

医疗司令部(部署支援)在医疗后勤保障中的作用是控制与监督战区内第Ⅷ类物资的补给和再补给(包括血液管理)。医疗司令部(部署支援)的卫勤物资管理军官和医疗后勤专家,负责协调和同步医疗后勤行动,包括第Ⅷ类物资的补给、配送、医疗维护和修理、光学配镜和血液管理。此外,还根据指示负责单一综合医疗后勤管理机构的计划制订和保障工作。

医疗司令部(部署支援)的医疗后勤职能是在作战区域/联合作战区域内,对下属单位行使医疗后勤职能,包括对医疗后勤管理中心的职能履行情况进行监督或实施指挥控制。医疗司令部(部署支援)通过医疗后勤管理中心,保持与医疗旅(支援)之间的指挥关系及与战区持续保障司令部之间的协调关系。医疗司令部(部署支援)医疗后勤保障行动,由副参谋长办公室后勤和医疗后勤保障部门的医疗后勤人员负责实施。医疗后勤人员在主指挥所和作战指挥所内进行分配,与所属的保障分队一起部署。

1. 医疗后勤保障科

医疗司令部(部署支援)医疗后勤保障科负责制定政策,监控、协调和改善战区内的医疗后勤行动,包括第Ⅷ类物资的补给和再补给、血液管理、医疗装备维修和光学配镜等事务。

同时,该部门还履行以下职责:通过医疗后勤管理中心前沿保障队,与战区持续保障司令部建立联系;与部署在作战区域内的所有军种协调,并为他们提供医疗后勤保障,包括作为单一综合医疗后勤管理机构的计划制订和保障任务(如果陆军被指定为单一综合医疗后勤管理机构);与战区配送中心一起,共同

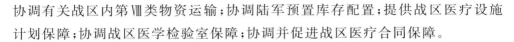

协调有关战区内第Ⅷ类物资运输；协调陆军预置库存配置；提供战区医疗设施计划保障；协调战区医学检验室保障；协调并促进战区医疗合同保障。

2. 医疗后勤管理中心前沿保障队

医疗后勤管理中心以分散模式运行，下辖 1 个医疗后勤管理中心基地和 2 个前沿保障队。医疗后勤管理中心前沿保障队集中管理医疗物资和勤务、医疗装备维修，以及战区医疗合同保障的医疗后勤计划和协调。医疗后勤管理中心与医疗后勤连或医疗营（多功能）联合，在医疗司令部（部署支援）的支援下，可被作战指挥官指定为负责联合行动保障的单一综合医疗后勤管理机构。

医疗后勤管理中心前沿保障队确定物资运输的流向和优先顺序，并指导战区第Ⅷ类资产的跨军种保障。医疗后勤管理中心前沿保障队隶属医疗司令部（部署支援），与战区持续保障司令部/远征保障司令部合作，负责第Ⅷ类物资和战略、战役医疗装备维修协调。

三、医疗旅（支援）

医疗旅（支援）通常按任务组建，主要保障旅战斗队和旅以上隶属和配属的医疗救治机构，具备灵活的远征医疗指挥控制能力。医疗旅（支援）能够实现陆军卫勤保障力量的迅速反应和高效运行，核心是卫勤指挥控制能力和计划制订能力。医疗旅（支援）可确保卫勤专业（作战、技术和临床）知识能够适当融合，以便协同部队健康防护相关的卫生勤务支援职能。通过推动全军体能健身运动，防止由于疾病与非战斗受伤而造成的伤亡，及时救治并撤离战斗伤员。

医疗旅（支援）具有较强灵活性，能够促进陆军卫勤保障效能发挥，以满足早期介入部队远征卫勤保障需求。随着被保障部队规模和保障复杂性的增加，医疗旅（支援）需要部署更多模块，并加以整合，以保障整个作战行动。医疗旅（支援）通过整合陆军的、联合的和多国的卫勤力量，提供适当的卫勤指挥控制，来提高卫勤保障能力，从而达到识别和消除战区健康威胁的目的。医疗旅（支援）与医疗司令部（部署支援）协调行动，为战区提供医疗设施计划保障。

医疗旅（支援）由 1 个早期介入模块、1 个扩展模块和 1 个战役模块组成。模块化使指挥官能够对医疗旅（支援）进行调整，以满足具体使命任务需要。调整依据是任务、敌人、地形和天气、部队、可用保障时间，以及可能民事考虑事项。必要时，医疗营（多功能）是可对按任务编组的医疗保障大队、分队和医疗连提供卫勤指挥控制以及行动规划。

医疗旅（支援）在医疗后勤行动中的作用是计划、协调和监督作战区域内第Ⅷ类物资的补给和再补给（包括血液管理）活动。医疗旅（支援）的医疗后勤行动由医疗旅（支援）后勤处的后勤行动部门和后勤计划部门负责实施。医疗旅（支援）也被作战指挥官指定为单一综合医疗后勤管理机构。

1. 后勤行动部门

医疗旅（支援）的后勤行动部门监控、协调并开展医疗后勤行动。后勤行动部门还负责计划、协调、控制和管理。后勤行动部门主管对有关部队行使参谋职责。这些部队包括医疗补给、光学配镜、医疗维修、血液保障、质量控制及其他医疗后勤保障部队。

后勤行动部门还负责：第Ⅷ类医疗补给物资的采购、接收、存储和分发，光学配镜保障、血液保障和医疗维修保障；开展行动指挥，并监控列为回收、剩余、废弃或没有维修价值的医疗后勤补给物资的收集、撤离和登记；计划、指导和实施医疗物资管理领域和融入国防部后勤系统；对从事生产、采购、接收、存储与保护、分发和配送医疗装备、医疗装备维修零部件和医疗补给品的部门进行监督；作为医疗资产管理和登记的联络点；协调战区内计划和可用的后勤保障，确保高效、准确地处理医疗补给品的请领要求；提供所有第Ⅷ类物资和关键物资的短缺状况，以及自动化补给系统的状态；制订、协调和监督综合后勤保障计划的补给保障部分；规划、指导和领导医疗旅（支援）医疗装备维修计划。

2. 后勤计划部门

后勤计划部门履行医疗旅（支援）后勤参谋的职责主要负责监督、协调并开展医疗旅（支援）的医疗后勤行动，具体包括：第Ⅷ类物资的补给和再补给、血液的管理和配送、医疗装备的维护和修理、医用气体和光学镜头制作和修理；制订医疗旅（支援）及其隶属或配属单位的通用后勤保障计划；与医疗营后勤科合作，监控内部医疗后勤保障和战备状况；与下属部门协调医疗旅（支援）医疗物资配送。

四、医疗营（多功能）

医疗营（多功能）是一个多功能的卫勤保障机构。医疗营（多功能）是为保障责任区内的旅战斗队而按任务组建的职能部门，提供医疗指挥控制、行政协助、医疗后勤保障和技术监督。医疗营（多功能）设有一个后勤参谋科，该科负责监督通用后勤、国内医疗后勤保障和战备情况以及部队健康防护部门内的医疗后勤单位。部署医疗营（多功能）可以给早期介入行动中的远征部队提供医疗指挥控制，促进战区医疗力量的接收、集结、前运和集中行动。战区内所有旅以上梯次的医疗连、分队和大队都可能隶属或配属医疗营或置于医疗营的作战指挥之下。医疗营（多功能）受医疗旅（支援）或医疗司令部（部署支援）的指挥控制。

1. 后勤参谋科

医疗营（多功能）的后勤参谋科负责管理、控制和协调医疗营和其所属或配属单位的后勤保障任务。该部门与部队健康防护行动的医疗后勤科一起，负责监督医疗营（多功能）内部的医疗后勤保障和战备情况。

后勤参谋科负责以下事务：维护隶属或配属单位的合并资产账簿；制订本单位后勤和维修计划并采取行动；监督医疗营车辆的维护，包括对设备系统的兼容性、置换性和节约性停用的建议，以及对设备的性能和质量的评价意见。

2. 医疗后勤科

医疗营（多功能）的医疗后勤科是部队健康防护行动部门的一部分，负责规划、协调和执行医疗营作战区域内的第Ⅷ类物资补给。

医疗后勤科的医疗后勤人员负责登记和管理隶属或配属的医疗后勤部门的库存控制活动；在被指定的情况下，组织医疗后勤保障行动和履行单一综合医疗后勤管理机构的使命任务；指导医疗营开展医疗装备维修程序；促进接收、集结、前运和集中行动的实施，与下属医疗后勤部门协调合作，共同完成医疗补给品的配送工作；监督医疗营的药房业务，确保其遵守管理法规的要求，建立调剂处方药品的政策和规程；在营作战区域内，执行医疗营所有光学配镜生产的质量保证计划；管理血液和血液制品，以及咨询服务、医学检验室操作的技术咨询和区域医学检验室服务的协调工作。

3. 医疗后勤连

医疗后勤连是主要的医疗后勤部门，隶属医疗营（多功能），承担作战区域内医疗装备物资补给任务。医疗后勤连提供有限的第Ⅷ类物资存储与配送、医疗维护和光学配镜保障。医疗后勤连可以与作战区域内的另一个医疗后勤连合作，管理战区医疗后勤中心或向前部署提供医疗物资配送和医疗勤务，直接保障师一级的作战行动或实施区域保障。

医疗后勤连能够生成定制的保障包并发放给部队，以满足其请领要求。补给品一旦确定并配置完毕,准备发送给部队,医疗后勤连将通过医疗营的陆军卫生系统行动部门,开展协调工作,以便获取运力。

第三节 医疗救治机构第Ⅷ类物资保障

各级医疗救治机构是医疗后勤保障对象,不同类别医疗救治机构的医疗后勤需求不同,医疗后勤保障的主体也不同。在医疗救治机构展开前,医疗后勤行动也必须开展相应工作。特别是对于第Ⅷ类物资,是整个医疗后勤保障的核心内容,是本节论述的重点。

一、部署初始阶段第Ⅷ类物资保障

医疗救治机构部署前医疗后勤的主要工作是开展第Ⅷ类物资保障。

部署初始阶段各项基本保障条件尚未完全建立,医疗后勤保障会将医疗再补给成套设备和预配前送包,用于保障初始阶段的持续保障行动,暂时实现现有战区持续保障。为部署前持续保障行动提供医疗再补给成套设备,作为陆军预置库存计划中的陆军战争储备保障库存的重要部分,由美国陆军医疗物资局负责维护。在一个单位已经耗尽本单位的基本保障库存后,才能利用陆军战争储备保障库存来补给该单位。

部署初始阶段,旅战斗队的旅保障营医疗连,根据需要,接收来自补给保障机构(医疗后勤连或更高级别)的医疗再补给成套设备或预置前送包。在早期介入行动过程中,被保障医疗救治机构/分队使用的是已确定的现有陆军预置库存。初始再补给工作可能包括预先配置,为满足特定任务需求而定制的医疗保障包。预备的后勤便于医疗再补给成套设备和前送包,直接从美国本土运送到旅保障营医疗连和医疗连(区域保障),直到成体系的补给链建立。第Ⅷ类再补给物资也可能有美国本土以外的来源,如设在德国和韩国的医疗后勤中心。

使用前送包进行再补给是为早期介入行动提供保障,但这种补给方式也可能会贯穿整个部署初始阶段(根据需要)。这种补给方式的延续可能取决于作战需求(任务、敌人、地形和天气、部队、可用保障时间,以及可能民事考虑事项)和伤病员预计数量。规划这种应急措施,必须由旅保障区域内的保障行动部门医疗行动军官和医疗物资军官之间进行直接协调。他们后续会与担负保障任务的医疗后勤连进一步协调第Ⅷ类补给品的需求情况。部署初始阶段,第Ⅷ类物资采用纯货盘化包装,便于转运和分发。

二、一级、二级医疗救治机构第Ⅷ类物资保障

一级、二级医疗救治机构的医疗救治机构/分队的第Ⅷ类物资补给,主要是医疗成套设备的管理工作和再补给。旅战斗队的再补给职能由旅保障营医疗连的旅医疗补给办公室来负责。

1. 战斗救生员

战斗救生员是经过培训的非医学专业的陆军官兵。经过培训,他们能够掌握高级急救技能。战斗救生员虽然不是卫勤保障人员,但是他们是医疗物资的接收者或使用者。战斗救生员隶属的部队如果有建制卫勤保障力量,他们将通过卫生排接收常规的再补给物资。战斗救生员隶属的部队若没有建制卫勤保障力量,他们则通过提供区域卫勤保障分队,获取再补给物资。战场军医也可以给战斗救生员提供紧急再补给物资。此类再补给不应基于战场军医自身携行物资,这样会影响其职能发挥,战场军医不可能携带战斗救生员携带的所有医疗物资。

2. 战场军医

战场军医从卫生排/营救护站请领第Ⅷ类补给物资。他们的申请可采用多种方式提交给营救护站,可以口头也可以书面。通常情况下,往营救护站运送伤病员的救护车队会上报请领需求。救护车返回到机动部队时,从营救护站向前线运送这些请领的补给物资。作战连队战场军医应该使用"21世纪部队"战斗指挥旅及旅以下部队的信息系统,与担负保障任务的卫生排一起协调第Ⅷ类物资的再补给。救护车乘员也可以使用救护车上的医疗成套设备中的补给物资,对战场军医实施再补给。救护车乘员可以在返回营救护站时补充其第Ⅷ类库存物资。

3. 卫生排/管理一级医疗救治机构的旅战斗队行动科/营救护站

卫生排/管理一级医疗救治机构的旅战斗队行动科/营救护站,从旅保障营医疗连的旅医疗补给办公室请领第Ⅷ类补给物资。卫生排/管理一级医疗救治机构的旅战斗队行动科,拥有一定的医疗后勤管理能力,主要通过旅医疗补给办公室进行补给。常规请领由一级医疗救治机构/营救护站通过系统进行申请,由旅医疗补给办公室提供保障。若旅医疗补给办公室不能满足请领需求,

则需求会转发到更高级别的医疗后勤补给保障机构。为旅战斗队申请第Ⅷ类补给品的紧急请领，要按照战区与部队战术标准运行程序开展。

第Ⅷ类物资，在配送前要打包和预先配置，而后通过专用分发渠道分发给请领单位。通过配送渠道运送的医疗物资，可通过全球运输网络和陆军在运可视化系统来实现运输过程可视化。这两个系统可视化都基于战斗指挥持续保障系统实现。

4. 旅医疗补给办公室

旅医疗补给办公室是旅保障营医疗连的医疗补给单位。旅医疗补给办公室是非正式的补给保障机构，履行前线配送站点的职责，负责旅所有的第Ⅷ类物资再补给和配送。旅医疗补给办公室具有较小的第Ⅷ类物资库存。这个授权库存维持一个安全等级，当常规请领活动不能满足任务需求的时候，可以动用该库存补充。库存清单中旅战斗队一级和二级医疗救治机构所需医疗后勤物资种类数量是有限的，在100～300种。旅保障营医疗连救治排和救护车排建制的医疗成套设备，可以作为补给的后备来源，对一级医疗救治机构/营救护站的卫生排进行应急再补给。

进入战区以后，旅医疗补给办公室将由医疗再补给成套设备或预置的前送补给包来实施再补给，直到常规补给链建立。一旦建立了自动化请领系统，旅医疗补给办公室将开始物资的即时请领，以替换消耗掉的物资。这些请领需求会发送到负责保障的医疗后勤连。如果等候时间超过了任务要求，需要立即对需求单位进行再补给，关键的册列项目物资将由旅医疗补给办公室管理的库存来保障。

在非保密互联网联通后，部署前使用的日常补给请领，也可以在到达战区后使用。收到请领单后，负责保障的医疗后勤连/补给保障机构将立即补货和打包物资，并将其配送至请领的部队。请领的物资一旦抵达持续保障区内的配送控制点，旅医疗补给办公室开始接收这些物资并进行登记。而后，旅医疗补给办公室将对接收到的物资和其他关键的第Ⅷ类补给物资进行整合，并前送至各营（通过建立的战场配送物流系统）。旅医疗补给办公室还接收发送给旅保障营医疗连的包装物资，以及用来更换授权库存的包装物资。

斯特赖克旅战斗队的旅保障营医疗连没有旅医疗补给办公室，也不像其他旅战斗队编有医疗后勤保障人员。斯特赖克旅战斗队的医疗后勤人员隶属旅保障营医疗连连部。斯特赖克旅战斗队没有通常隶属旅医疗补给办公室的卫勤物资军官、医疗后勤军士和药房军士。然而，斯特赖克旅战斗队编有隶属旅保障营医疗连连部的1名医疗后勤军士、2名医疗后勤专家和1名生物医学设备专家。他们负责提供同样的医疗后勤保障。

5. 医疗连（区域保障）（区域救治班/队）

医疗连（区域保障）可隶属医疗营（多功能），为旅以上部队提供卫勤保障。每个医疗连携行基本物资，其中包括为期3天的医疗补给品。第Ⅷ类物资再补给必须直接从医疗后勤连获得。在旅以上作战区域内部署的区域救治班和分队，也是从医疗后勤连请领第Ⅷ类物资。每个连中的医疗后勤小队携行部分授权库存清单上的医疗补给品，用于再补给。医疗连（区域保障）救治排和救护车排，建制内的医疗装备携带物资可作为补给的后备来源，对区域救治班和分队实施紧急再补给。

三、三级医疗救治机构第Ⅷ类物资保障

三级医疗救治机构的第Ⅷ类物资保障，是其重要的使命任务，包括为满足战区具体卫勤需求和战区持续保障机构的配送计划和能力，而进行的物资管理等工作。

在港口行动和接收、集结、前运和集中行动中，这些医疗救治机构必须在部队初次进入时，立即开展保障行动。因此，医疗后勤保障必须列入开港计划和早期介入行动计划之中。港口行动还可能包括分发陆军预置库存的医疗装备，以及整合即选即用、冷藏和受控物资。从历史作战经验来看，战区医疗后勤单位还必须提供部队部署前无法补充的第Ⅷ类物资。

战斗支援医院第Ⅷ类物资的保障最为复杂，为支持作战而提供创伤治疗时，物资消耗速度惊人。烧伤、矫形外科损伤以及外科手术和神经外科手术的专业治疗，需要的医疗物资和装备往往是非标准的。在部署之前，无法进行预计，或者库存数量不足。战斗支援医院通常是医疗后勤连/分队的直接保障对象。

作为三级医疗救治机构的战斗支援医院，提供战区住院治疗保障。旅以上梯次才设置陆军战斗支援医院。战斗支援医院部署的前线外科手术队，依赖于担负其保障任务的医疗连，以获取第Ⅷ类物资再补给、医疗装备维护和修理以及血液保障。

第四节 第Ⅷ类物资运输、回撤与应急

一、第Ⅷ类物资运输

通用物资运输手段是第Ⅷ类物资持续保障再补给运输的主要方式。医疗后勤连必须与负责对其实施保障的运输控制大队,就医疗补给品的运输进行协同。通常情况下,战区运输手段可用于被保障单位从持续保障地区运送医疗补给品。在某些情况下,通用保障航空营的空中救护直升机,可用于向提出请领需求的部队紧急运送第Ⅷ类再补给物资。

医疗后勤连是旅战斗队第Ⅷ类物资补给机构。医疗后勤连一旦收到物资请领需求,就会立即发出物资发放命令,并向请领单位分发库存物资。对于无法分发的物资,请领需求将转发到更高一级的补给机构。

根据请领需求的递交方式和物资分发到请领单位的方式,由旅保障营医疗连或者医疗后勤连负责对所有的紧急请领需求进行处理。旅保障区域保障行动部门的卫生勤务物资军官,负责监督无法迅速响应的医疗后勤连保障紧急请领需求。根据需要,医疗后勤连与旅保障区的保障行动部门协调第Ⅷ类补给品的标准和紧急运输问题。

医疗后勤单位拥有通过认证的463－L型货盘装载机(空军货盘)是至关重要的,它能够在装载时确保适当的物资配置和货盘高度。人员也必须训练有素,能够正确地标记、处理和运输危险物资,因为许多第Ⅷ类物资被视作危险物资。

二、第Ⅷ类物资回撤

作战部队指挥官和(或)战区作战指挥官发布回撤命令时,美国陆军物资司令部协调、监督、控制、接收、登记和安排所有物资的回撤装运。这包括检查、粘贴状况代码、重新包装、保存、标记、编码、存档、装载和登记,以确保战区内不再需要的所有物资和弹药有序、按时回撤。

陆军军种组成部队司令部负责根据国防交通条例4500.9R(第5部分),确立军事海关检查程序,对回撤到美国的所有物资,履行美国海关入境和美国农业部的检查与洗消工作。军事海关检查程序必须在重新部署之前获得批准,以

便预先对重新部署的物资和战斗损坏装备,及时将其运回美国本土修理颁发许可证。海关检查可能还包括东道国的要求或其他的检验要求。

回撤的医疗设备和物资,在基层补给保障机构进行整合加固工作,并且通过保障行动渠道,向负责配送的物资管理机构报告。在上级的配送指导下,补给保障机构对要装运的回撤物资设备,进行打包、存档、贴标签,并安装无线射频标签。对回撤的物资必须进行清洁、盘存、检查,并装进集装箱,准备运往遣散站/本土基地或其他战区。所有集装箱都必须带有可视化标记。集装箱一旦检查并密封完毕,准备运往出发港口,就不能再打开。在到达遣散站/本土基地或最终目的地前,不需要重复检查。

医疗装备要按照技术手册 TM10 系列和 TM20 系列中规定的标准,进行检查及保养。短缺设备或不能满足任务需要的设备,应该记录在短缺附件上,以便在设备重置期间,本土基地或其他战区接收部门及时掌握设备缺陷情况。所有的设备信息和短缺信息,应该在出货前加载到指定的自动化识别系统。

运到修理机构的可修复医疗装备的快速返回,对于维持部队战备工作水平是至关重要的。陆军持续保障司令部可以指定特定的大型整件装备直接发送到仓库,进行维修、改造或翻修。一旦被指定,这些大型整件装备将从部队的财产记录册中删除。

第Ⅷ类物资的回撤处置工作,必须在医疗后勤人员的严密监控和协调下进行,因为这些物资存在敏感性与健康风险。过期的非放射性的、无法使用的医疗物资〔联邦补给分类 6505(药物和生物制品)除外〕的处置工作,由国防再利用和市场营销服务机构负责。联邦补给分类 6505 物资,应该返还负责保障的补给保障机构,准备归还给主要补给商。考虑到某些医疗物资的敏感性、危险性、对环境的危害,以及可能被恐怖组织利用,需要对上述物资进行回撤处置。

三、第Ⅷ类应急物资

美国本土保障基地为陆军军种组成部队司令部提供后勤保障。这种保障基地由许多保障战区美国部队的分队组成。美国陆军物资司令部负责管理为陆军作战部队提供保障的后勤机构(负责少量的第Ⅷ类物资)。美国陆军物资司令部负责指导其仓库、非医学检验室、军械库、生产机构、维修车间、试验场、测试场和世界各地采购办公室的业务。陆军卫生局局长办公室负责第Ⅷ类物资保障。陆军和陆军卫生局局长办公室制订应急行动方案。这些方案相互衔接,确保满足部署部队的需求。这些第Ⅷ类应急物资主要包括陆军预置库存和陆军卫生局局长应急储备。此外,化学、生物、放射性和核(CBRN)医学防御物资计划和预备役部队医院减量库存计划也是第Ⅷ类应急物资的重要组成部分。

(一)陆军预置库存

陆军预置库存是为保障动员需求,并为作战行动提供持续保障,直到再补给得以建立和扩大为止。根据需求,陆军预置库存物资可以储存于战区内(通常为陆上基地),也可以进行海上预置,或存储于美国本土。这些库存战略预置于潜在的战区内,按战区作战指挥官的需求预置。在作战行动开始或接近开始的时候,这些预置库存物资将运往所在战区的持续保障司令部。

在战区内,医疗后勤计划人员对陆军军种组成部队司令部军医主任负责,管理预置的第Ⅷ类库存物资。预置的物资包括整套装备、补给品和辅助物资。预置库存主要是着眼部队人员可以将装备留在本土基地,快速利用新的成套装备,从而大大减少部署部队的运输需求。

陆军预置库存有旅和部队成套装备、作战计划物资、陆军战争储备保障库存和盟友所需陆军预置库存 4 个类别。盟友所需陆军预置库存是应急库存物资,在冲突发生后根据相互协议,为盟友提供持续保障物资援助,从而使其更有效地发挥作用。

(二)陆军卫生局局长应急储备

陆军卫生局局长办公室负责为在作战开始后前 31 天内旅以上早期部署医疗救治机构的保障需求,集中提供资金、管理和配送医疗物资。陆军卫生局局长办公室是应急程序发布的权威部门。1997 年,陆军卫生局局长办公室指定美国陆军医疗物资局执行这些程序,其中包括医疗潜力和物资集中管理计划、CBRN 医学防御物资计划、预备役部队医院减量库存计划。

1. 医疗潜力和物资集中管理计划

美国陆军医疗物资局负责医疗物资集中管理计划。该计划为从美国本土基地出发,进行早期部署的旅以上医疗救治机构,提供部队医疗物资部署包。部队医疗物资部署包是医疗物资集中管理计划的一部分,提供一个部队的基本医疗物资。在部署时,该计划使美国陆军医疗物资局可以为本土基地或其他地区早期部署的旅以上医疗救治机构前送部队医疗物资部署包。部队医疗物资部署包的数量由部队的预计补给天数决定。美国陆军医疗物资局陆军战争储备保障库存与战区单一综合医疗后勤管理机构行动协同,在部队医疗物资部署包首次下发后,应保障和维持部署部队的医疗物资需求。

此类物资管理包括提供美国本土和美国本土以外不同地点的补给品定位,以及具体国家库存编号物资的合同签订。基于分阶段部队部署清单和计划资金,美国陆军医疗物资局根据早期部署的旅以上医疗救治机构 31 天以上部署所需医疗物资,确定部队医疗物资部署包需求。陆军卫生局局长办公室拥有此类物资分发权限。部队医疗物资部署包发放给在应急行动或冲突发生后 31 天之内部署的旅以上梯次部队,也可以为支持人道主义救援行动而发放。

虽然医疗物资集中管理计划规定,应该向冲突发生 31 天之内部署的部队提供物资,但分阶段部队部署列表具有高度灵活性。如果部队部署的期限长于 31 天的原定计划,那么该部队就无法从美国陆军医疗物资局获得部队医疗物资部署包。因此,部队做计划时必须全面合理。

2. CBRN 医学防御物资计划

陆军卫生局局长办公室负责消耗性医疗 CBRN 防御物资的初始分发库存,以保障为满足战区司令部部署的所有陆军部队。这些物资,给单个人员提供 CBRN 战争试剂损伤的自救互救能力。陆军卫生局局长办公室还维护着医疗 CBRN 物资的初始分发物资,为的是利用这些医疗成套设备,进行化学制剂伤病员的救治,使部署医疗机构具备治疗和防护化学伤亡的能力。

根据陆军卫生局局长办公室指示,美国陆军医疗物资局负责执行上述计划,并且作为陆军计划管理机构,为官兵、医疗成套设备以及化学制剂伤病员救治,进行首次医学化学国防物资的分发。美国陆军医疗物资局负责陆军初始发放的医学化学国防物资库存的采购、存储、发放和登记。美国陆军医疗物资局,通过批量编号和到期日期,跟踪库存的物资,并向陆军卫生局局长提供此信息,作为预算编制、物资更换和战备状况的参考依据。

基于陆军作战计划,初始发放的医学化学国防物资,从战略上考虑,存储在遍及全球的补给保障机构/医疗救治机构。陆军卫生局局长办公室和美国陆军医疗物资局,根据正在部署部队和已部署部队的保障需求情况,确定每个补给保障机构/医疗救治机构的医学化学国防物资库存。

补给保障机构/医疗救治机构的医学化学国防物资联络站,是初始发放医学化学国防物资库存的管理机构。医学化学国防物资联络站点负责管理其责任范围内的物资。补给保障机构/医疗救治机构的医学化学国防物资联络点,根据部署预测情况,负责确定其地域范围内的医学化学国防物资库存。当陆军卫生局局长授权时,根据需求,为正在部署部队和已部署前线部队,发放初始分发医学化学国防物资。

3. 预备役部队医院减量库存计划

1993 年 4 月,美国陆军医疗物资局被授权管理预备役部队医院减量库存计划。此计划的主要职责包括现代化建设、持续保障、库存补给品的管理、减量库存数据报告的准备和物资运输协调。

预备役部队医院减量库存包括可部署医疗系统的医疗物资器材,以及医疗和非医疗装备的保障物资。预备役部队医院减量库存计划,并不包括其他保障装备,如卡车和通信设备。使用预备役部队医院减量库存的目的,是把陆军预备役部队从平时授权的级别,转到完全满足战时保障物资需求的水平。预备役部队医院减量库存,用于弥补编制表上医疗物资器材及其保障装备需求量和核准量间的差距。

陆军卫生局局长办公室配合陆军部队司令部和美国陆军预备役司令部,对预备役部队医院减量库存物资的发放提供指导,以满足应急事件、突发事件以及平时的需求。

第五节　CBRN 环境下的医疗后勤

制订适当的后勤计划并有效实施 CBRN 环境下的卫勤保障是极其重要的。后勤计划不仅应该提供医疗补给品和设备,还应该提供通用补给品,如食品、服装、水净化装置、辐射检测和测量仪器、通信设备和交通工具。

一、通用注意事项

医疗后勤人员必须时刻准备提供 CBRN 事件战备及响应所需的后勤保障。医疗人员和医疗救治机构手头库存有限,可能仅有少量的药品、血液和输血器、烧伤包、敷料、医疗装备和其他第Ⅷ类物资。因此,补给系统必须时刻准备对不断增加的需求做出快速响应,提供上述物资,以及个人防护服、净化设备、辐射检测指示和计算仪器、化学试剂监测器、M8 探测器磁带和 M222A 自动化学试剂检测报警器。无论 CBRN 袭击是否真的发生,就威胁本身来说,也增加了对防化服、面具、过滤器、净化装置和其他相关设备的需求。

此外,对第Ⅵ类物资的需求也可能急剧增加。洗澡、剃须和卫生补给品可能成为完成任务所需的必要物品,因为戴着防护面具时,刮光毛发是必须的。部队需要的将不仅仅是健康和舒适,因为保持清洁在这里具有新的意义。必须随时准备此类物品,对可能发生的 CBRN 袭击事件始终保持着即时响应的状态。

二、补给品和设备的防护

大多数的医疗补给品和设备都不具有 CBRN 污染的防护能力。医务人员和保障单位必须做好处理 CBRN 袭击事件中污染或损坏设备的准备,提供替代的或未受污染的设备,在伤病员洗消及治疗行动中使用。

在 CBRN 威胁的环境下,设备和补给品在使用前,都应保存在未打开的、密封的或有盖的集装箱内。在运输期间,设备和补给品应置于军用厢式车辆、货物集装箱或有盖的封闭车辆之中,或把设备和补给品裹在数层塑料、防水油布或其他保护材料内从而为其提供防护。使用化工试剂耐腐蚀材料可以有效防止液体污染,使用常规的帐篷也会在有限的时间内显著降低液体试剂污染。医疗后勤和其他保障单位必须计划使用防水油布和塑料布,以减少对补给品和设备的放射性尘埃或 CBRN 污染。

当人员处于基于任务的防护状态时,需要更多时间来进行正常工作,如设备的操作、保养和修理及各类补给活动。睡眠不足也是一个现实的问题,这是由于无休止的虚假警报或真实警报引起的。一旦警报响起,人员应进行相应的着装进入基于任务的四级防护状态。所有人员都应该在 24 小时内保持至少7～8小时的连续睡眠。

在这种情况下,持续保障部队很难依靠部队领取来实施保障。可能不得不基于战术情况每 24 小时协调 1 次,由民间后勤扩增计划实施物资再补给。例如,热食的提供可能需要根据作战的节奏制订计划。如果当地的供水设施损坏,水的再补给计划和方法可能也需要具有灵活性。为了增加部队周边的物理安全,铁丝网和沙袋等第Ⅳ类物资将成为重要物资。

三、非医疗装备防护

提供卫勤保障所需的非医疗装备和补给品可能包括接收伤病员的医疗救治机构洗消所需的软管、安装在管形座上的淋浴喷头、一次性防护服或毒理学药剂防护围裙、洗手液、洗衣粉、高效次氯酸盐/次氯酸盐溶液或家用漂白剂以及海绵、刷子、水桶和浴巾等。高效次氯酸盐或家用漂白剂可以用于清洗伤病员/设备。伤病员/设备洗消程序,参阅野战条令。根据使用环境,必须向医务人员提供个人防护设备,包括基于任务的防护装备和环境保护局 A 级、B 级、C 级和 D 级全套服装。防水油布和防护物料如成卷的塑料材料,可以用于覆盖不能存储在集装箱或建筑物内的补给品。

四、自动化信息系统

保存有限的补给品需要有效的库存控制程序。医疗后勤自动化信息系统用于协助实现必要程度的控制。然而,利用自动化信息系统的时候,必须考虑到受保护的网站、备用设施的建立和加强的问题,以减少系统的脆弱性。可利用的计算机设施数量是有限的,因此它们的防护至关重要。

所有的通信资产和硬件必须尽可能强化,以抵抗核爆电磁脉冲的影响,所有部队都应该配备冗余数据存储媒体和数据存储位置。而且,医疗后勤管理人员至少必须了解根据陆军条例和相关出版物规定操作手动系统的基本原则。部队的分散配置是防范任何类型 CBRN 袭击的最好方法之一。它减少了敌人一击致命的可能性。然而,分散配置也降低了部队之间的协调,增加了部队之间的距离,反过来,对作战区域的安全产生了不利影响。部队为了提高安全程度,就会增加对铁丝网、设障器材和沙包的需求。部队的分散配置也使交通线延长,导致交货时间增加,车队暴露遭敌袭击的可能性增多。

五、药物和血液

关键物资的周密计划是医疗后勤准备的核心因素。因此,在 CBRN 事件发生之前,必须有可供使用的解毒药、预处理和治疗药物、防护脂、血液和血液制品。参阅野战条令以获取关于必需药物的详细信息。不管作战环境如何,血液和药物都应该有环境可控的仓库或有屋顶的掩蔽场所,以减少被污染的可能性。东道国保障协议在确保这些补给物资所需的防护方面,将发挥更大的作用。

化学环境中的血液保障行动与任何其他冲突中的保障相同。不过,当人员处于任务所需的防御态势时,CBRN 环境将对血液库存功能产生不利的影响。可能需要完成所有的程序,直到任务所需的防御态势达到四级。任务所需的防御态势达到四级后,需要复杂手工操作的程序,如去甘油、解冻等程序将会变得十分困难。标准液体血液运输集装箱可考虑使用化学防护外包装(血盒内衬,国家库存品编号 6530 - 01 - 325 - 4360),一旦发生可能的 CBRN 攻击,可用来覆盖所有未受保护的血箱。

六、医疗装备维修

在存在 CBRN 威胁的情况下,医疗装备应按照相关规定进行存储。设备存储期间,必须对关键的操作系统,如医疗监护仪、输液泵、呼吸机、麻醉机和实验室设备,进行定期的检查、维护。所有这些系统对不同类型的 CBRN 攻击下的伤病员诊断、治疗和生存,都是至关重要的。如果不进行这些检查、维护,将增加医疗装备在最关键的时刻(也就是应对 CBRN 事件的初始应急响应时刻)发生故障的风险。

医疗装备维修人员应在 CBRN 安全的工作环境中进行检查、维护工作,目的是确保人身安全和临床安全,以及医疗装备的内部完好性。所有可能受污染的医疗装备或 CBRN 事件实际治疗过程中使用过的设备,在交给医疗装备维修人员进行维修之前,都应从内到外进行消毒净化处理。医疗装备维修人员也应制订计划,准备足够数量的用于保障 CBRN 事件的医疗备用设备计划资产,并使这些备用设备保持在完好的医疗战备状态。这些医疗备用设备计划物资,只有得到指挥官的指示,才能用于计划好的扩充任务。

第九章 医疗后勤信息系统

陆军卫生体系运转的成功与否不仅取决于医疗后勤人员对作战行动的监控能力，还取决于与上级指挥部、保障部队、被保障部队及其他持续保障部队参谋人员之间的协调、沟通能力。医疗后勤信息管理系统和通信系统是陆军医疗系统的组成部分之一，依托国防健康信息管理系统和战斗伤病员救治医疗通信系统运行，从而实现为当前和未来陆军部队提供医疗后勤保障的目的。医疗后勤行动所使用的通信设备和自动化信息系统在设计上考虑了与当前和未来通信系统的兼容、互通、协作问题，可与高频/超高频无线电设备、三军共用的战术通信程序和移动用户设备等通信资产实现互操作，也可与支撑未来信息网络作战的过渡性商业技术进行协作。这些通信资产的目的就是利用全球信息网络，搭建以网络为中心的可靠、充足、及时的通信系统。本章将对当前陆军独有的战役级、战术级医疗后勤信息管理系统和通信系统，计划中三军通用的替代系统，以及旅以上梯次精选医疗救治机构或分队当前使用的医疗后勤信息管理系统，即战区陆军医疗后勤信息管理系统进行论述。

第一节 专用医疗后勤信息系统

专用医疗后勤信息系统是指各类专用具有医疗后勤功能的信息系统，通常在陆军卫勤保障力量体系内使用。

一、国防健康信息管理系统

国防健康信息管理系统是一系列医疗信息系统的联合，其目的是捕获战区内医疗记录信息，为战区各级救治阶梯中的医务人员提供医疗信息支援，包括完整的临床护理文件、医疗物资与设备的跟踪、伤病员运送过程中的可见性和健康监测。该系统以一体化、互操作的方式，把战区各级救治阶梯中的医疗机构链接起来,为已部署的部队提供增强型的医疗救治支援服务。

国防健康信息管理系统软件将在全球指挥和控制系统、全球作战保障系统主干网和军种计算机及其通信基础设施上运行,使得已部署的医疗救治机构能够监控和维持对战区医疗态势的感知。

国防健康信息管理系统软件支持陆军卫生体系保障的所有方面。该系统软件中的医疗后勤应用程序是本章论述的重点之一。医疗后勤应用程序是以国防医疗后勤标准化保障系统和军队卫生系统力量编配与装备数量表为基础开发的,整个开发过程在联合医疗信息系统计划执行办公室的监督下完成,其功能是为军队卫生系统提供以伤病员/提供者为中心的信息技术解决方案,为医疗保障任务提供全方位的支持。国防健康信息管理系统中的医疗后勤应用程序包括国防医疗后勤标准化保障系统、国防医疗后勤标准支持客户辅助模块、战区国防血液保障系统、联合医疗资产仓库、伤病员运送器具跟踪系统、眼镜申请传输系统。

陆军也正在开发一系列新的医疗后勤能力,并计划将这些新的能力集成到所谓的单一陆军后勤系统。单一陆军后勤系统倡议将使用商业企业资源来进行软件产品规划,实现所有陆军补给保障过程的体系集成。该倡议将提高全陆军范围内各级各类信息管理系统应用程序的标准化水平,减少应用程序的数量。

1. 通信保障

战区内各级机构依据部队的作战级别获得相应的通信保障。战区负责作战的副参谋长和负责信息管理的副参谋长共同协调旅以上梯次的通信保障。隶属旅以上梯次部队的各级机构通过战区助理参谋长、网络作战机构或负责保障的通信旅/通信营来申请通信保障。

各救治阶梯的陆军医疗后勤自动化信息系统基于战术互联网运行,以网络为中心,提供医疗信息存储和发送的能力,同时为移动用户提供支持,信息系统的互联互通对于驻军和野战环境下的部署至关重要。通信系统必须为信息在战略、战役和战术3个层次的流转提供可靠的支持。战术后勤自动化系统目前依靠战术通信系统和当地通信系统运行,而在部署环境下,战术通信系统能够提供大部分的通信支持。

2. 通信计划

所有的军事行动都需要制订周密的通信计划,作战、通信部门人员在通信需求规划和使用协调上对指挥官负责。通信计划应覆盖预先部署、部署、持续作战和重新部署等军队作战的每一个阶段,还要兼顾紧急情况。

在制订通信计划时,部队可以考虑使用东道国的商业通信系统,通信网络应该能与现有的联合通信系统或任何可用的东道国电话系统连接,也可以按照标准化协议和东道国保障协议的规定构建连接端口。应当指出的是,军队、民事机构和受民法保护的通信系统之间可能不具有互操作性,需要更多的协调工作。在作战行动中,各部队的参谋机构负责执行部队战术标准作战程序和信号保障政策。

3. 指挥控制

国防健康信息管理系统各个级别的应用程序都应该自动提供信息,例如医疗后勤状态、后送情况、作战部队当前的健康情况,以及披露的危险信息,以协助指挥官维持对当前态势的感知能力。从国防健康信息管理系统各功能系统提供给指挥官的信息应通过陆军全球作战勤务保障系统,传输到战斗指挥持续保障系统。这样,指挥官们既可以精准地指挥当前的作战行动,又可以在第一时间掌控作战区域的整体态势,实现与陆军卫生体系保障机构的同步协调。

二、战斗伤病员救治医疗通信系统

战斗伤病员救治医疗通信系统整合了国防健康信息管理系统的应用程序,可为陆军战术医疗救治机构提供信息支持。该系统实现了所有官兵终身综合电子医疗记录的共享,增强了指挥官的医学态势感知能力。

战斗伤病员救治医疗通信系统支持参谋人员与国防健康信息管理系统及其他软件开发人员共同进行系统优化,以确保应用程序软件和硬件设备的可靠性,比如增强服务器、打印机、手提电脑和便携式手持设备之间的兼容性。同时,它还具备对新列装的设备提供培训服务的能力。

战斗伤病员救治医疗通信系统为可部署的医疗救治机构提供集成化系统,该集成化系统实现了战斗伤病员救治医疗通信系统的基础设施与卫生勤务信息系统的互联互通。战斗伤病员救治医疗通信系统的基础设施,包括陆军战术医疗救治机构范围内执行国防健康信息管理系统应用程序的硬件、软件、通信系统和培训保障设备。战斗伤病员救治医疗通信系统担负以下任务:

(1)在整个救治过程中,从受伤地点到持续保障基地,为陆军提供计算机和通信基础设施,使医疗数据的采集和共享实现自动化。

（2）为陆军使用国防健康信息管理系统提供计算机和通信基础设施。

（3）向各级指挥官提供及时的医疗态势感知和部队状态信息。

（4）为医疗救治机构提供获取高密度医疗数据并把数据传输到卫勤救治更高阶梯的能力。这是一个过渡性的任务，直到陆军通信基础设施在未来得以改善，能够自动处理这种高密度类型的数据时，该任务即可终止。

三、战区陆军医疗管理信息系统

战区陆军医疗管理信息系统是旅以上梯次陆军的主要医疗后勤系统，能满足平时和战时野战医疗救治机构的实时信息管理需求。作为一个传统意义上的管理信息系统，它并不是国防健康信息管理系统的一个组成部分，只是作为一种短期解决方案而存在，直至被取代为止。

战区陆军医疗管理信息系统提供第Ⅷ类补给保障机构的中继级补给管理能力，以及战斗支援医院的内部补给行动能力。中继级补给管理能力包括外部零售客户订单处理能力、仓库管理能力、质量监控能力，以及物资发放/客户分发过程管理能力。

战区陆军医疗管理信息系统是通过提供及时、准确和相关的医疗补给信息，协助指挥官和参谋人员指挥控制的自动化、批处理、交互式系统。为了确保系统的安全性，应用程序根据用户在部队内承担的不同职责设置不同级别的访问权限。在安装时，系统管理员通过系统安装文件，设置每个用户的访问权限。用户只可以访问与其职责相关的部分系统，本地管理员可以调整本部门的系统，以适应本地要求和操作环境。

战区陆军医疗管理信息系统具有灵活的通信能力，可以采用不同的方法在部队之间传递信息。首选的方法是通过局域网或移动用户设备系统进行传递，当直接电子通信链接不可用时，用户可以使用电子媒介或硬盘拷贝信息，再由通信人员传递信息。

战区陆军医疗管理信息系统支持旅以上梯次选定的三级医疗救治机构，目前，仅三级医疗救治机构中的战斗支援医院和医疗后勤连可以使用战区陆军医疗管理信息系统，旅级单位不能使用该系统。

战区陆军医疗管理信息系统医疗补给模块实现了可部署医疗救治机构综合管理和医疗物资请领的自动化。该系统也可在医疗后勤连和战斗支援医院的商用自动化设备上运行，其保障功能包括质量控制、订货、接收、存储、记账和分发医疗用品及设备。在医疗救治机构编配与装备数量表中,战区陆军医疗管理信息系统已被国防医疗后勤标准化保障系统所取代。

四、国防医疗后勤标准化保障系统

国防医疗后勤标准化保障系统是医疗后勤应用程序充分整合后的一个系统,支持医疗补给品管理、医疗装备维护、医疗装备管理、财产登记以及部队级或医疗救治机构级的设施管理。在医疗救治机构编配与装备数量表中,国防医疗后勤标准化保障系统是所有医疗后勤相关功能的主要保障系统,被部署到几乎所有的美国本土及其之外遍布全球的医疗救治机构,只有国防医疗后勤标准化保障系统的客户援助模块被部署到了保障医疗后勤需求的运输部队和机动部队。

国防医疗后勤标准化保障系统并不具备医疗补给保障机构所需的中继级补给支持能力,目前尚不能取代战区或战役医疗后勤部队的战区陆军医疗管理信息系统。因此,此处论述的内容仅限于已部署部队使用的国防医疗后勤标准化保障系统模块。

国防医疗后勤标准化保障系统客户援助模块提供安全的通信和审计能力,是国防健康信息管理系统、战斗伤病员救治医疗通信系统和医疗后勤保障系统的远程客户模块。国防医疗后勤标准化保障系统客户援助模块可以在两个独立模块或设备之间进行电子文件交换,实现了一级和二级医疗救治阶梯之间信息传输的自动化。国防医疗后勤标准化保障系统的客户援助模块是已部署部队使用的主要模块。

国防医疗后勤标准化保障系统客户援助模块还具备以下能力:

(1)使没有其他医疗后勤自动化系统的远程受援部队能够以最少的硬件(仅需1台带网络连接的便携式计算机)实现第Ⅷ类物资的自动化请领。

(2)允许用户查看供应商目录,并提供支持基本客户级医疗补给功能的能力,如订货、收货、待收管理和库存控制。

(3)当使用非保密的互联网协议路由通信时,允许部队离线履行职能,并与负责保障的补给保障机构交换文件。这种交换包括从补给保障机构的战区陆军医疗管理信息系统或国防医疗后勤标准化保障系统下载指定的目录文件,使客户拥有可选择主要物资和替代物资的目录。当非保密互联网通信不可用时,客户文件可以导出到软盘、光盘或者进行打印,以便于将文件载体送达负责保障的补给保障机构。

(4)实现一级和二级医疗救治阶梯的第Ⅷ类物资补给过程自动化,让那些承担额外医疗补给责任的非后勤人员可以与他们的补给机构以电子方式交换、编目、订货和交流物资的状态信息。

已部署的部队使用的国防医疗后勤标准化保障系统模块包括:

(1)客户领域库存管理模块:在固定的医疗救治机构内,使客户存货管理实现自动化。该模块可对旅以上梯次可部署医院和固定医院范围内的客户领域予以支持。

(2)库存管理模块:该模块是医疗救治机构编配与装备数量表中的战区陆军医疗管理信息系统的替代系统,使得固定医疗救治机构的医疗物资综合库存和补给管理实现自动化。库存管理模块正在重新配置,以使其能在战斗支援医院运行。

(3)设备和技术管理模块:在医疗救治机构编配与装备数量表中为陆军卫生部财产会计系统的替换系统,可实现医疗物资和医疗维修功能自动化。

(4)系统服务模块:管理受援客户的数据、国防医疗后勤标准化保障系统通信管理器和列表维护实用程序。

五、战区国防血液保障系统

战区国防血液保障系统是一个为实现武装力量血液计划的血液管理自动化和标准化而开发的信息系统,其主要目的是确保官兵和军队卫生系统其他受益人能够获得安全的血液补给。战区国防血液保障系统负责管理献血中心行动、伤病员和输血服务数据、成分处理和库存配送,以及传染性疾病救治支援。战区国防血液保障系统实现了血液库存的自动化管理,已被列装到血液保障部队,以及承担血库、献血者中心保障任务的可部署医疗救治机构和编配与装备数量表中的医疗救治机构。战区国防血液保障系统将实现模块化,并将被集成到国防健康信息管理系统,供医疗连(区域保障)、旅保障营医疗连、血液保障队和战斗支援医院使用。

六、联合医疗资产数据库

联合医疗资产数据库是国防医疗后勤标准化保障系统的组成部分之一,为军方联合医疗后勤信息管理和军队卫生系统提供支持。联合医疗资产数据库是基于网络的应用程序,实现了国防部范围内所有医疗资产数据的可视化,可在任何时间、为任何客户端或用户提供综合的联合医疗资产信息访问服务。美国国防部把联合医疗资产数据库看成是联合全资产可视化系统的唯一的具有综合性和权威性的联合医疗后勤信息源。

联合医疗资产数据库每天从众多的政府系统接收数据,包括国防医疗后勤标准化保障系统和战区陆军医疗管理信息系统。联合医疗资产数据库的功能也在不断地升级,目前已具有报告和查询特殊物资设备的功能,包括组合装备、血液、设施、库存、主要补给商、医疗维护、全球运输的可见性以及可查询的物资和资产的可视化。在不久的将来,联合医疗资产数据库将被具有更强大数据挖掘能力和更详细补给数据的军队卫生系统数据库所取代。

七、伤病员运送器具跟踪系统

伤病员运送器具跟踪系统应用程序跟踪和平时期伤病员运送器具的存储情况,以及应急和战时行动期间伤病员运送器具的运输状况。该系统通过确保关键的伤病员运送设备能够用于重伤病员的后送,对持续保障任务进行直接的支援。指挥官使用伤病员运送器具跟踪系统,来管理和重新分配伤病员运送器具资产,以避免伤病员后送期间伤病员运送器具的短缺。伤病员运送器具跟踪系统应用程序具有显示伤病员运送器具位置和状态的能力,以协助消除伤病员后送基本设备的短缺或过量。

八、眼镜申请传输系统

眼镜申请传输系统应用程序实现了光学处方患者档案管理的自动化,以及旅以上梯次后勤单位和光学制造实验室的订单传输过程自动化。

九、战区企业范围后勤系统

战区企业范围后勤系统是基于产品的企业结构设计的,其目标是把战区级第Ⅷ类补给链管理能力从战区陆军医疗管理信息系统中剥离出来,并转换为应用程序。战区企业范围后勤系统的自动化信息系统将建立在美国陆军医疗物资局2002年5月开始实施的企业资源规划上,采用与陆军医疗成套设备和医疗物资器材生产管理相同的系统结构,并将战区第Ⅷ类物资管理纳入其中。战区企业范围后勤系统的自动化信息系统支持配送和物资管理的中继级医疗后勤功能,将国家的、区域的和已部署的机构纳入统一的商业环境。

战区企业范围后勤系统的自动化信息系统支持医疗包的开发、生产和最终的战区持续保障,该型医疗包是作战医疗能力的基本构件。战区企业范围后勤系统的自动化信息系统还将支持担任战区医疗物资牵头代理的所有陆军组织机构的运行,并在单一作战示例和战术层面的医疗后勤连作战态势图范围内提供物资管理。战区企业范围后勤系统一旦建立,就将作为陆军发起的一项倡议并转换为国防医疗后勤标准化保障系统的程序,作为该战区层面医疗补给链管理的解决方案。

第二节　通用医疗后勤信息系统

通用医疗后勤信息系统是指在专用医疗后勤信息系统之外,与医疗后勤行动密切相关,对于遂行医疗后勤保障任务具有重要作用的其他外部信息系统。

一、单一陆军后勤系统

单一陆军后勤系统倡议代表了陆军推进完全一体化的愿景,希望通过把战术和战略层面后勤系统融入一个统一的、凝聚力强的系统环境来创建、维持和生成陆军的作战能力。单一陆军后勤系统的目的是获得一个集成的系统环境,把后勤组织的数据与流程整合为一个整体(包括合并来自所有补给保障机构的数据)。

单一陆军后勤系统包括 3 个组成部分,即美国陆军物资司令部后勤现代化计划、陆军全球作战保障系统和陆军企业系统集成方案(原陆军全球作战保障系统产品寿命周期管理附件)。陆军全球作战保障系统和后勤现代化计划通过陆军企业系统集成方案联系在一起。3 个组成部分使用相同的体系资源规划软件进行应用程序配置,在无缝的、集成的、基于网络的环境下共同发挥作用。

陆军全球作战保障系统是单一陆军后勤系统"端到端"思想的战术组成部分,该思想致力于改造十几项过时的陆军后勤标准管理信息系统。陆军全球作战保障系统通过简化补给和维修操作、财产登记和后勤管理以及程序整合,实现自动化后勤过程的现代化。陆军全球作战保障系统将列装到目前已经使用标准陆军管理信息系统的所有部队,并将最终取代陆军所有现存的、独立的(或单机的)传统补给和维修系统。

后勤现代化的对象包括目前已有的为实现个别目的而开发的独立作业系统中的所有战略物资保障程序。战略层面的程序合并意味着 2000 多个为实现个别目的而开发的系统使命的终结,同时要把所有程序集中到一个广泛的后勤企业系统之中。

陆军企业系统集成方案是单一陆军后勤系统的关键组成部分,利用该集成方案把战略层次和战术层次的组成部分整合进入单个后勤集成环境。陆军企业系统集成方案为继续使用其他个别用途的自动化系统提供了单一进入点。陆军企业系统集成方案应用程序还提供在战略层面、国家层面和战术层面可见的单个通用作战态势图和后勤处理主数据共享。这一功能极大地改善了后勤系统的效率,把国家层面的陆军企业系统集成方案和战术层面的补给链链接在一起,同时减少了当前在陆军范围内使用的个别用途系统的数量。

二、自动识别技术

自动识别技术,即无线射频识别技术,能够识别特定资产(如设备、实验室样品、药物和伤病员),并且在整个医疗后勤补给链内共享资产的状态和位置,这将极大地提高物资供给效率和后勤支援能力。国防医疗后勤标准化保障系统对自动识别技术的运用表明,通过优化人员与自动识别设备的使用,这项技术已在许多方面带来潜在效率,如不断提高的装运准确度、更好的在运可视化、快速收货和更高的资源利用率。全面利用自动识别技术后,将会大大地降低物资供给成本,改善物资供给安全并提高后勤支援能力。

三、全球运输网络

全球运输网络支持在运可视化,并把可视化作为其重要目标之一。在运可视化为包括部署到偏远地区的美军在内的世界各地的所有用户提供运输状态的信息。全球运输网络还将支持美军运输司令部完成其作为国防运输系统指挥控制总部的任务。全球运输网络通过整合和集成来自许多被称为"全球运输网络数据源"的其他计算机系统或移动终端的数据,来创建在运可视化信息。

这些计算机系统或移动终端都是为了实现其他特定目的而存在的,为全球运输网络提供数据只是它们的辅助任务。全球运输网络采集的信息被封装并存储在数据库中,该数据库中的在运可视化信息可以提供问答服务(在自动化信息系统术语中被称为查询响应)。这种查询响应可以通过互联网经由网页浏览器访问全球运输网络。全球运输网络当前主要使用查询响应模式。该模式有助于获得国防运输系统内有关运输的全球运输网络信息，极大地促进了全球运输网络信息的检索。

四、战斗指挥持续保障系统

战斗指挥持续保障系统通过快速处理大量后勤、人事和医疗信息，来支持作战指挥控制和作战管理过程。战斗指挥持续保障系统通过为部队级指挥官（后勤、保障和卫勤指挥官）提供能够确保当前和后续作战行动可持续性和可保障性的有效手段来实现更快、更准确的决策。战斗指挥持续保障系统的效能是通过能否得到绝大多数指挥官和参谋人员的正面评价来衡量。

战斗指挥持续保障系统采集和处理经过无差别筛选的后勤和持续保障数据。这些数据来源于后勤和持续保障标准陆军管理信息系统和手工系统，以及其他相关的源数据和分层的自动化指挥控制系统（如"21世纪部队"旅以下战斗指挥部以及全球指挥和控制系统）。基于这些输入数据，战斗指挥持续保障系统生成和发布近似实时的后勤和持续保障指挥控制报告，以及进行后勤和持续保障相关的"点对点"质询与答复。战斗指挥持续保障系统平均每3个小时更新1次数据库，并提供支持陆军战斗指挥系统通用作战态势图的后勤和作战持续保障信息。后一种能力也是陆军战斗指挥系统的主要能力，有助于确保所有部队级指挥官与参谋人员能够了解和掌握作战区域的情况，并通过数据共享获得作战区域内的主导态势感知能力。

在陆军战斗指挥系统内，战斗指挥持续保障系统是一个顶级的指挥控制决策支持系统，它涉及所有后勤和持续保障行动或投送的指挥、参谋事务。在战训一致原则下，战斗指挥持续保障系统也为指挥官的日常训练提供决策支持系统工具，以满足指挥官指挥和控制后勤和持续保障行动的需要。此外，战斗指挥持续保障系统能够提供部队级信息，这也为指挥官对其下属部队或作战行动进行指挥控制提供了支持。部队级信息能够具备作战功能，旅和旅以上梯次部队的陆军战斗指挥系统用户有权使用这些信息并对其负责。陆军战斗指挥系统通用作战态势图是陆军战斗指挥系统基于部队级信息共享而形成的通用产品，它是实现领导者态势同步感知的关键，包括态势图（地形、友军和敌军部队的部署情况）、战斗资源报告和其他情报产品。使用陆军部队级信息和通用作战态势图可以有效整合和评估作战功能，如运动和机动、火力支援、防护、持续保障、指挥控制和情报等。

第三节　通用作战态势图

美陆军条令把通用作战态势图定义为指挥官关心的相关信息的单一显示，这些信息根据用户的要求而定制，且来源于两个及以上司令部共享的通用数据和信息。后勤通用作战态势图是保障和被保障部队共享的作战区域内有关后勤能力、需求和短缺等信息的单一显示。信息系统或计算机生成的数据是作战态势图最常用的表现形式。通用作战态势图、指挥官的观察和连续预测是作战评估的主要手段，用来确保作战方针、任务和指挥官意图得以实现。

各个参谋部门进行连续预测，并提供信息、结论和建议。这些预测有助于优化通用作战态势图，用不常用的数据为通用作战态势图提供补充信息。后勤通用作战态势图使保障单位能够掌握其保障能力数据，规划保障需求，协调运输行动，并发布保障信息，以提高作战区域内各级司令部指挥员的态势感知能力。指挥官收集到这些信息，就能够做出最有效运用资源和集中力量完成任务的决策。国防部的信息系统正在加快现代化步伐，从而为领导人提供加强和聚焦部队保障所需的必要信息。在作战行动中，这些信息系统能够让下属部队或机构看到作战整体态势和他们对作战的贡献。

一、联合后勤通用作战态势图

联合后勤通用作战态势图是美国国防部实施的系统现代化改造的一部分。国防部联合指挥控制记录系统、联合全球作战保障系统和作战司令部/联合特遣部队全球作战保障系统，提供横跨指挥控制和持续保障功能的"端到端"信息互操作性。作战司令部/联合特遣部队全球作战保障系统是软件密集型系统，其目的是为联合战区的后勤保障提供支持，并通过国家战略规划，实现零售级和部队级持续保障能力的可视化。作战司令部/联合特遣部队全球作战保障系统为各个级别的补给提供互操作性，促进资源整合和数据共享。

全球作战保障系统的一系列应用程序，使用户可以动态访问来自权威数据源的不同数据，提供决策支持工具，方便联合部队指挥官快速做出决策。全球作战保障系统非保密互联网的初始能力包括对国防后勤局资产可视化与综合数据环境、美军运输司令部的全球运输网络、单程机动系统、智能公路/铁路信息系统和在运可视化系统等进行门户登录访问和单点登录访问；全球作战保障系统加密互联网协议路由器网络使用户能够查询多个完全不同的数据库，以获取动员、部署、使用、持续保障和回撤期间有关物资和人员方面的可视化信息。当前全球作战保障系统包括的应用程序有可视界面、战斗序列、联合工程规划与执行系统、资产可视化、知识管理和查询工具等。

医疗物资、设备和维修数据存储于国防医疗后勤标准化保障系统、战区陆军医疗管理信息系统、加强型部队补给资产账簿、后勤信息仓库等几个系统中，全球作战保障系统的资产可视化系统，整合了来自以上所有应用程序的信息，它是联合全球作战保障系统的一部分，将用来替换联合总资产可视化计划。

全球作战保障系统的资产可视化系统支持整个国防部范围内的物资可视化，是后勤数据的主要来源，其主要客户是美国国防部后勤管理人员、作战指挥官、军种人员和国防与联邦机构的人员，他们可以使用加密互联网网络，通过全球作战保障系统网址，来获取全球作战保障系统的资产可视化系统的访问权。

二、医疗后勤通用作战态势图

目前，尚没有任何单一的陆军系统可用来获取有关所有医疗后勤功能的战备信息（包括第Ⅷ类物资补给/再补给、验光配镜、医疗维护和血液管理）。只有通过多种不同的渠道、结合多个系统才能收集到所有的战备信息，而且在大多数情况下，这些信息并不具有一致性和实时化特点。

医疗后勤通用作战态势图的最终目标是要为所有层次体系提供实时和相关的态势感知能力，使指挥官对所在司令部的战备情况能够了如指掌，这一能力将使指挥官们能够应对大规模医疗后勤需求的挑战，并且能够深度调查较低级别机构出现的问题。医疗后勤通用作战态势图计划一旦实施，就必须以网络为中心向整个陆军卫生体系推广，完成对医疗后勤能力和战备状况的评估和分析。

第四节　医疗后勤信息系统的运用

本节主要从各级医疗救治机构医疗后勤任务出发，介绍美陆军医疗后勤信息系统在医疗后勤体系中的运用情况。

一、一级医疗救治机构医疗后勤信息系统运用

目前,一级医疗救治阶梯战斗救生员和战斗卫生员使用的医疗后勤系统是一个手动系统。在营救护站,第Ⅷ类物资设备的请领申请会以很多可用的方式发送到旅医疗补给办公室,但国防医疗后勤标准化保障客户援助模块是提交请领申请的首选方法。

在国防健康信息管理系统中,战斗卫生员将通过旅和旅以下的"21世纪部队"的战斗司令部从营救护站请领医疗补给品,此项请领是旅和旅以下的"21世纪部队"的战斗司令部系统的内置功能。在营救护站,医疗补给的请求将通过国防医疗后勤标准化保障客户援助模块来提交,该自动化程序不仅会加速补给进程,而且能保持指挥官对所属部队医疗后勤状况的可见性。这种可见性既可以通过旅和旅以下的"21世纪部队"的战斗司令部来实现,也可以通过使用陆军全球作战保障系统将国防健康信息管理系统链接到战斗指挥持续保障系统来实现。

二、二级医疗救治机构医疗后勤信息系统运用

在二级医疗救治机构〔旅保障营医疗连和医疗连(区域保障)〕,国防健康信息管理系统提供与一级医疗救治阶梯医疗后勤保障中相同的医疗后勤保障应用程序,还可以得到来自医疗后勤连的前线配送队的加强。在二级医疗救治阶梯,国防健康信息管理系统还提供有限的血液管理和光学设备申请功能。

三、三级医疗救治机构医疗后勤信息系统运用

三级医疗救治机构由战斗支援医院和战区保障所需的所有专科医疗救治机构组成。国防健康信息管理系统和战斗伤病员救治医疗通信系统将把所有的医疗功能链接起来,并且为用户配备具有采集医疗信息并将其发送到医疗保障机构功能的可移动计算机。国防健康信息管理系统和战斗伤病员救治医疗通信系统的设备应加载相应的软件,以提供能够把战区无缝链接到美国本土持续保障基地的第Ⅷ类物资(包括医疗物资和设备跟踪、伤病员运送可视化、光学装备请领能力和血液管理)补给自动化系统。

四、医疗后勤连

医疗后勤连是一个灵活的组织,是向旅提供医疗后勤保障的主要补给保障机构,也是向医疗救治机构提供保障的主要补给保障机构。医疗后勤连将使用战区陆军医疗管理信息系统,直至其被其他的系统所取代。

医疗营(多功能)使用许多与其他物资管理机构相同的自动化工具,通过战场配送系统,协助和协调第Ⅷ类补给品的配送工作。国防健康信息管理系统将把第Ⅷ类补给自动链接到运输系统。同时,精密医疗装备管理和第Ⅷ类物资的质量控制也将实现自动化,从而提高当前手动系统的效率。

五、战斗支援医院

目前,一些战斗支援医院使用国防医疗后勤标准化保障系统客户援助模块和战区陆军医疗管理信息系统来提供医院需要的第Ⅷ类物资。医疗后勤连作为主要的补给保障机构,负责为战斗支援医院提供医疗后勤保障。

六、医疗后勤管理中心前沿保障队

医疗后勤管理中心前沿保障队是战区第Ⅷ类物资的管理机构,前沿保障队使用战区陆军医疗管理信息系统,直至其被其他的系统所取代。